影像检查技术规范手册
数字X线诊断技术分册

主　编　许乙凯　　高明勇　　唐秉航

科学出版社

北京

内 容 简 介

本书共10章，第1章介绍了数字X线摄影检查原则，第2～8章详细介绍了头颅、五官、胸腹部、脊柱、上下肢骨关节、乳腺数字X线摄影检查技术规范，包括患者准备及体位、摄影条件及标准影像，配以定位示意图、各部位标准影像及解剖示意图，重在说明每个成像部位的基本技术规范。第9、10章介绍了造影检查及特殊摄影检查。本书系统全面、简明实用、图文并茂，旨在为基层影像技术人员的规范化培训和影像技术专业学生提供贴近临床实践的技术参考。

图书在版编目(CIP)数据

影像检查技术规范手册. 数字X线诊断技术分册 / 许乙凯，高明勇，唐秉航主编.—北京：科学出版社，2021.4
ISBN 978-7-03-068455-4

Ⅰ.①影…　Ⅱ.①许…②高…③唐…　Ⅲ.①计算机X线扫描体层摄影－影像诊断－技术规范－手册　Ⅳ.①R445-65

中国版本图书馆CIP数据核字（2021）第050249号

责任编辑：程晓红 /责任校对：张　娟
责任印制：李　彤 /封面设计：吴朝洪

科学出版社 出版
北京东黄城根北街 16 号
邮政编码：100717
http://www.sciencep.com
北京建宏印刷有限公司印刷

科学出版社发行　各地新华书店经销
*

2021年4月第　一　版　开本：850×1168　1/32
2024年6月第三次印刷　印张：6 3/8
字数：171 000
定价：56.00 元
（如有印装质量问题，我社负责调换）

广东省放射医学诊断质量控制中心

编著者名单

主　　编

　　许乙凯（南方医科大学南方医院）

　　高明勇（佛山市第一人民医院）

　　唐秉航（中山市人民医院）

副 主 编

　　陈　曌（南方医科大学南方医院）

　　刘　源（汕头大学医学院附属第一医院）

　　魏新华（广州市第一人民医院）

　　杨旭峰（中山大学附属第一医院）

　　林志超（暨南大学附属第一医院）

　　邹玉坚（东莞市人民医院）

主　　审

　　全显跃（南方医科大学珠江医院）

　　李子平（中山大学附属第一医院）

　　谢传淼（中山大学附属肿瘤医院）

　　沈　君（中山大学附属第二医院）

　　王　劲（中山大学附属第三医院）

　　郑君惠（广东省人民医院）

编委会委员（按姓氏笔画排序）

　　王　劲（中山大学附属第三医院）

　　毛　俊（珠海市人民医院）

　　全显跃（南方医科大学珠江医院）

　　刘　岘（广东省中医院）

刘　波（广东省中医院）

刘　源（汕头大学医学院附属第一医院）

许乙凯（南方医科大学南方医院）

严承功（南方医科大学南方医院）

李子平（中山大学附属第一医院）

李晚君（广州市中医院）

杨旭峰（中山大学附属第一医院）

杨建明（南方医科大学珠江医院）

何浩强（中山大学肿瘤防治中心）

邹玉坚（东莞市人民医院）

沈　君（中山大学附属第二医院）

宋国军（南方医科大学第五附属医院）

张向群（南方医科大学附属中西医结合医院）

张建生（中山大学附属第三医院）

陈　曌（南方医科大学南方医院）

陈汉威（番禺中心医院）

林　竹（广州市第一人民医院）

林　洁（南方医科大学南方医院）

林志超（暨南大学附属第一医院）

周　全（南方医科大学附属第三医院）

郑君惠（广东省人民医院）

孟志华（粤北人民医院）

胡秋根（南方医科大学顺德第一人民医院）

胡辉军（中山大学附属孙逸仙纪念医院）

高明勇（佛山市第一人民医院）

唐秉航（中山市人民医院）

梁　文（南方医科大学珠江医院）

曾庆思（广州医科大学附属第一医院）

谢传淼（中山大学附属肿瘤医院）

蓝博文（惠州市中心人民医院）

　　　　谭理连（广州医科大学附属第二医院）
　　　　魏新华（广州市第一人民医院）

编　　　者（按姓氏笔画排序）

　　　　丁　鹂　　王君玲　　乔文俊　　刘　艳

　　　　刘　鑫　　刘宝儿　　许　娟　　李小梅

　　　　李典育　　李彩霞　　杨蔓蔓　　吴佳芳

　　　　张菁菁　　张梓雄　　陈文华　　林　洁

　　　　罗婉莉　　黄　霞　　黄建彬　　黄婵桃

　　　　崔玉辉

前　言

　　随着影像诊断学科的快速发展，医学影像成像技术规范越来越受到重视。在广东省卫生健康委员会医政处的指导下，结合广东省放射医学诊断质量控制中心多年的质控实践，参考2017年中华放射学会质量和安全管理专业委员会的技术规范和相关国内外最新临床指南，结合广东省各大医学院校和医院的最新临床经验，编写了本套《影像检查技术规范手册》。本书为《影像检查技术规范手册：数字X线诊断技术分册》，分10章论述了各系统的数字X线摄影检查技术规范，包括患者准备及体位、摄影条件及标准影像，针对每个投照的摆位方法和注意点，从解剖特点和投照原理层面进行讲解，使读者有直观的认识。本书可帮助基层影像技术人员规范投照技术，推动不同医院之间X线成像的同质化，还可作为影像技术专业教学的补充教材或选修教材。

　　由于编写时间较紧、学识和能力有限，不足之处在所难免，敬请读者批评指正。

编者
2020年11月

目　录

第一章

数字X线摄影检查原则

一、常规X线摄影检查原则

1.焦点的选择　在不影响X线管负荷的原则下，尽量采用小焦点，以提高X线图像的清晰度。小焦点一般用于四肢、鼻骨、头颅的局部摄影；大焦点一般用于胸部、腹部、脊椎等较厚部位的摄影。

2.源-像距离与物-像距离的选择　摄影时尽量使肢体贴近探测器，并且与探测器平行。摄影部位与探测器不能贴近时，根据X线机负荷相应增加源-像距离，同样可收到放大率小、清晰度高的效果。摄影部位与探测器不能平行时，可运用几何学投影原理，尽量避免影像变形。

3.中心线及斜射线的应用　通常中心线应垂直于探测器，并对准摄影部位的中心。当摄影部位与探测器成角时，中心线应垂直于肢体和探测器夹角的分角面，利用斜射线进行摄影。中心线倾斜的摄影体位，应使倾斜方向平行于滤线栅条，以避免栅条切割X线。

4.滤线设备的应用　按摄片部位的大小和源-像距离选用合适的遮线器。体厚超过15.0cm或管电压超过60kV时，需加用滤线器，并按滤线器使用的注意事项进行操作。

5.X线管、肢体、探测器的固定　X线管对准摄影部位后，固定各个旋钮，防止X线管移动。为避免肢体移动，在肢体处于较舒适的姿势后给予固定。患者保持肢体不动，探测器应放置稳妥，体位摆好后迅速曝光。

6.曝光条件的选择　摄影前需要了解患者的病史及临床诊断，根据摄影部位的密度和厚度等具体情况选择较合适的曝光条件。对于不能合作的患者应尽量使用高千伏（kV）、高毫安（mA）、短时间。

7.呼气与吸气的应用　一般不受呼吸运动影响的部位（如四肢）不需要屏气曝光；受呼吸运动影响的部位（如胸、腹部）需要屏气曝光，摄影前应训练患者。

（1）平静呼吸下屏气：当心脏、上臂、肩、颈部及头颅等部位摄影时，呼吸动作会使胸廓肌肉牵拉以上部位发生颤动，故摄影时须平静呼吸下屏气。

（2）深吸气后屏气：用于肺部及膈上肋骨的摄影，深吸气后屏气可使肺内含气量加大，对比鲜明，同时膈肌下降，肺野及肋骨暴露于膈上较广泛。

（3）深呼气后屏气：深吸气后再呼出屏气，可以增加血液内的氧气含量，延长屏气时间，可达到完全制动的目的；呼气后膈肌上升，腹部体厚变薄，影像较为清晰。常用于腹部或膈下肋骨位置的摄影。

（4）缓慢连续呼吸：曝光时，嘱患者做慢而浅的呼吸动作，目的是使某些重叠的组织因呼吸运动而模糊，而需要摄影的部位则可以清楚显示。适用于胸骨斜位摄影。

（5）平静呼吸不屏气：用于下肢、手及前臂、躯干等部位的摄影。

8.长骨摄影　至少包括一个邻近关节，并使正、侧位关节显示在同一水平面上。进行骨病摄影时，应适当加大照射野，尽量包括病变所累及的范围。

9.脊柱摄影　利用棉垫等矫正物使患者脊柱保持正常的生理曲度，并使X线与椎间隙平行，减少影像失真。当被检部位厚度相差悬殊时，利用X线管阳极效应或在体厚较薄的一侧放置楔形铝板进行补偿。

10.照射野的校准　尽量缩小照射野，照射面积不应超过探测器面积，在不影响获得诊断信息的前提下，一般采用高电压、低电流、厚过滤，可减少X线辐射剂量。

二、小儿X线摄影检查原则

1.摄影技术要求

（1）采用数字X线摄影（digital radiography，DR）：常规胸透的辐射剂量大，是胸片的20～30倍，对人体尤其是儿童会造成很大伤害。而DR是瞬间曝光，辐射剂量小，比常规胸片减少1/3～1/2的辐射剂量，而且能提高图像的分辨力。

（2）控制照射野：儿童X线摄影一般不使用滤线栅或滤线器，根据不同的部位及病变范围，合理使用X线限束器，将照射野严格控制在临床实际需要的最小范围内。

（3）短时间曝光：儿童在X线摄影过程中，配合度比成人低，极有可能移动肢体，因此应采用短时间曝光的摄影技术，提高摄影成功率，并减少辐射剂量。

（4）对照摄影：根据儿童骨关节发育的特点，全身骨骼骺核的出现和愈合时间不一致，原则上应该双侧骨关节对照摄影，以便于鉴别诊断。

2.防护要求　对儿童进行 X 线摄影检查时，必须注意儿童对射线敏感及身躯较小又不易控制体位等特点，采取相应有效的防护措施。

（1）使用儿童专用的防护用品，铅当量必须 ≥0.5mmPb。

（2）儿童处于生长发育期，必须注意非检查部位的防护，特别是性腺、眼晶状体和甲状腺这些敏感器官，尽量避开直接照射。

（3）对不合作的儿童和婴幼儿，应做好肢体的固定，必要时需陪护人员的帮助，同时做好陪护人员的防护工作，并且尽可能缩短曝光时间。

3.采用自然体位　由于婴幼儿不能对疼痛和不适做出明确的反应，摆放婴幼儿肢体时应注意动作轻柔，尽量采用自然体位；摄影时根据患儿实际情况，并结合临床，最大限度地显示病变部位，达到诊断需求。

（崔玉辉）

第二章

头颅常用X线摄影检查

一、头颅后前位

1.**患者准备及体位** 患者俯卧于摄影台上，前额或鼻尖对准摄影台面，双肘弯曲，双手放在胸前或放于头两侧，头颅正中矢状面、听眦线均垂直于摄影台面。

2.**照射范围** 包括颅骨外缘，上界至颅顶，下界包括下颌骨。中心线对准枕外隆凸下3cm垂直射入（图2-1）。摄影条件见表2-1。

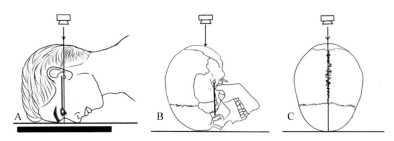

图2-1 头颅后前位摄影体位

A.摆位图；B.听眦线垂直于台面；C.头颅正中矢状面垂直于台面，中心线对准枕外隆凸下3cm垂直射入（箭头）

表2-1　头颅后前位摄影条件

体位	管电压 （kV）	管电流 （mAs）	SID （cm）	焦点	照射野 （cm）	滤线栅
头颅后前位	75±5	AEC	100	大	30×24	＋

注：SID（source to image receptor distance）．源-像距离；AEC（automatic exposure control）．自动曝光控制

3.标准影像　鼻根位于中心，各颅骨、颅缝与颅板显示清晰；眼眶、内耳道、上颌窦、筛窦左右对称；颅骨边缘锐利，没有移动伪影（图2-2）。

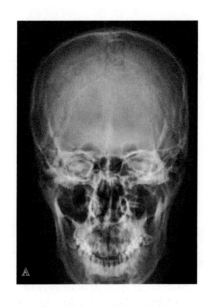

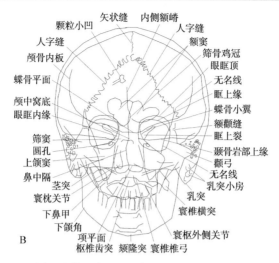

图2-2 头颅后前位标准影像（A）及解剖（B）示意图

二、头颅侧位

1.患者准备及体位 患者俯卧于摄影台上，头侧转，使被检侧紧贴摄影台面，下颌内收，同侧上肢紧贴身体，对侧上肢曲肘支撑身体。头颅正中矢状面平行于摄影台面，瞳间线垂直于摄影台面。

2.照射范围 包括颅骨外缘，上界至颅顶，下界包括下颌骨。中心线经蝶鞍，即外耳孔前、上方各2cm处垂直射入（图2-3）。摄影条件见表2-2。

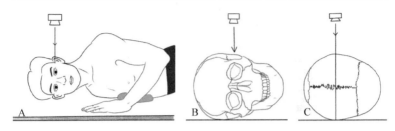

图 2-3　头颅侧位摄影体位

A. 摆位图；B. 瞳间线垂直于台面；C. 头颅正中矢状面平行于台面。中心线经外耳孔前、上方各 2cm 处垂直射入（箭头）

表 2-2　头颅侧位摄影条件

体位	管电压 （kV）	管电流 （mAs）	SID （cm）	焦点	照射野 （cm）	滤线栅
头颅侧位	70±5	AEC	100	大	30×24	＋

3. 标准影像　颅骨两侧重叠，蝶鞍清晰显示呈半月状，无双边影；下颌支后缘与颈椎部重叠；颅骨各骨边缘清晰显示，无移动伪影（图 2-4）。

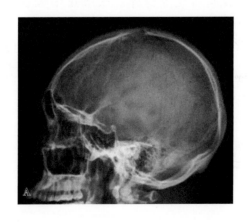

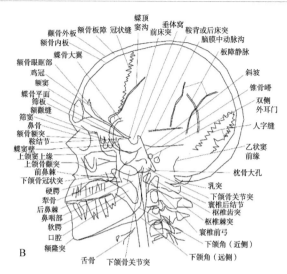

图2-4　头颅侧位标准影像（A）及解剖（B）

三、头颅前后半轴位（汤氏位）

1.患者准备及体位　患者仰卧于摄影台上，下颌内收，双手放于身体两侧，听眦线垂直于摄影台面。

2.照射范围　上界至颅顶，下界包括下颌骨升支。中心线对准眉间上方10cm处，向足侧倾斜30°射入（图2-5）。摄影条件见表2-3。

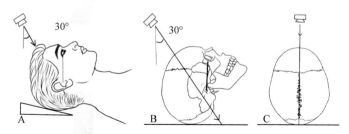

图2-5　头颅汤氏位摄影体位

A.摆位图；B.听眦线垂直于台面；C.头颅正中矢状面垂直于台面，中心线对准眉间上方10cm处，向足侧倾斜30°射入（箭头）

表2-3   头颅前后轴位摄影条件

体位	管电压（kV）	管电流（mAs）	SID（cm）	焦点	照射野（cm）	滤线栅
头颅前后半轴位（汤氏位）	80±5	AEC	100	大	30×24	+

3.标准影像   矢状缝位于图像正中，冠状缝、人字缝左右对称；枕骨鳞部显示清晰，双侧内耳道显示于岩骨中部，没有移动伪影。

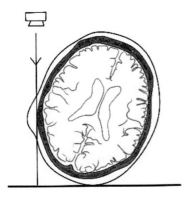

图2-6   颅骨切线位摄影体位（仰卧位）

中心线垂直于台面，与病变颅骨边缘相切（箭头）

四、颅骨切线位

1.患者准备及体位   根据患者病变部位安置体位，使检测区（凹陷或凸起部位）与头颅弧形边缘呈凹进或突出关系。在受检部位外侧放置金属标记。

2.照射范围   将病变区颅骨边缘置于胶片中心。中心线垂直于摄影台射入，与病变颅骨边缘相切（图2-6）。摄影条件见表2-4。

表2-4   颅骨切线位摄影条件

体位	管电压（kV）	管电流（mAs）	SID（cm）	焦点	照射野（cm）	滤线栅
颅骨切线位	65±5	10～15	100	小	15×15	+

3.标准影像 病变区与颅骨凹进或突出明显；其他部分颅骨与病变区无重叠部分；颅骨无移动伪影（图2-7）。

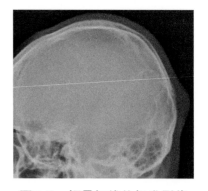

图2-7 颅骨切线位标准影像

五、蝶鞍侧位

1.患者准备及体位 患者俯卧于摄影台上，头侧转，被检侧紧贴摄影台面，同侧上肢放于身旁，对侧上肢曲肘支撑身体。头颅正中矢状面平行于摄影台面，瞳间线垂直于摄影台面。

2.照射范围 包括蝶骨大翼与岩乳部。中心线经蝶鞍，即外耳孔前、上方各2.5cm处垂直射入（图2-8）。摄影条件见表2-5。

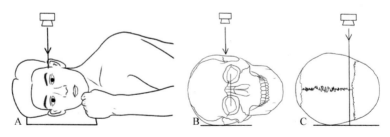

图2-8 蝶鞍侧位摄影体位

A.摆位图；B.瞳间线垂直于摄影台面；C.头颅正中矢状面平行于台面，中心线经外耳孔前、上方各2.5cm处垂直射入（箭头）

表2-5　蝶鞍侧位摄影条件

体位	管电压（kV）	管电流（mAs）	SID（cm）	焦点	照射野（cm）	滤线栅
蝶鞍侧位	60±5	10～15	100	小	15×15	＋

3.标准影像　蝶鞍、前床突和后床突、鞍背和斜坡显示清晰；蝶窦呈半圆状，无移动伪影（图2-9）。

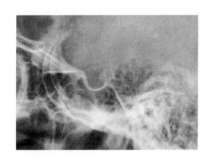

图2-9　蝶鞍侧位标准影像

六、颞颌关节前后轴位（张口位、闭口位）

1.患者准备及体位　患者仰卧于摄影台上，枕骨紧贴摄影台面，下颌内收，头颅正中矢状面、听眦线均垂直于摄影台面。拍摄张口位时，受检者口尽量张大；拍摄闭口位时，牙齿呈自然闭合状态。

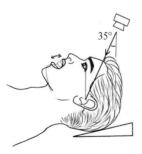

图2-10　颞颌关节前后轴位摄影体位

中心线向足侧倾斜35°射入（箭头）

2.照射范围　上界至耳廓上缘，下界包括下颌骨升支。中心线对准双侧颞下颌关节连线中点上2.5cm处，向足侧倾斜35°射入（图2-10）。摄影条件见表2-6。

表2-6　颞颌关节前后轴位摄影条件

体位	管电压（kV）	管电流（mAs）	SID（cm）	焦点	照射野（cm）	滤线栅
颞颌关节前后轴位（张口、闭口位）	65±5	AEC	100	小	15×15	＋

3.标准影像　髁突对称于颈椎两侧；髁突和颞骨下颌窝关系显示清晰，没有移动伪影；需同时拍摄张口位、闭口位。

七、颞颌关节侧位（张口位、闭口位）

1.患者准备及体位　患者俯卧于摄影台上，头侧转，被检侧紧贴摄影台面，下颌内收，同侧上肢置于身旁，对侧上肢曲肘，支撑身体。头颅正中矢状面平行于摄影台面，瞳间线垂直于摄影台面。拍摄张口位时，受检者口尽量张大；拍摄闭口位时，牙齿呈自然闭合状态。

2.照射范围　上界至耳廓上缘，下界包括下颌骨升支，包含下颌骨角、鼻棘、颞骨等。中心线经外耳孔上方7cm与前方1.5cm处向足侧倾斜25°～30°射入（图2-11）。摄影条件见表2-7。

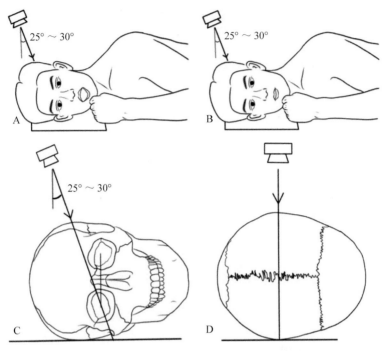

图2-11　颞颌关节侧位摄影体位

A.张口位；B.闭口位；C.瞳间线垂直于台面；D.头颅正中矢状面平行于台面，中心线经外耳孔上方7cm、前方1.5cm处向足侧倾斜25°～30°射入（箭头）

表2-7　颞颌关节侧位摄影条件

体位	管电压（kV）	管电流（mAs）	SID（cm）	焦点	照射野（cm）	滤线栅
颞颌关节侧位（张口、闭口位）	65±5	AEC	100	小	15×15	+

3.标准影像　颞下颌关节位于图像中心；被检侧髁突、关节窝、关节间隙显示清晰，没有移动伪影；需同时拍摄张口位、闭口位（图2-12）。

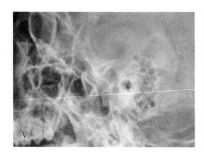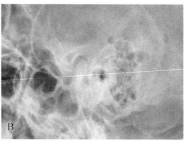

图2-12　颞颌关节侧位标准影像

A.张口位；B.闭口位

八、面骨后前45°位

1.患者准备及体位　患者俯卧于摄影台上，双肘弯曲放于胸前或胸旁，下颌紧贴摄影台面，头后仰，鼻尖离摄影台面1～2.5cm，听眦线与摄影台面成45°。

2.照射范围　上界至颅顶，下缘包括下颌骨颏部。中心线对准鼻尖垂直射入（图2-13）。摄影条件见表2-8。

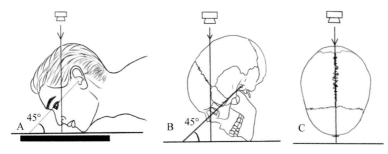

图2-13　面骨后前45°位摄影体位

A.摆位图；B.听眦线与台面成45°；C.头颅正中矢状面垂直于台面，中心线对准鼻尖垂直射入（箭头）

表2-8　面骨后前45°位摄影条件

体位	管电压（kV）	管电流（mAs）	SID（cm）	焦点	照射野（cm）	滤线栅
面骨后前45°位	75±5	AEC	100	大	30×24	+

3.标准影像　患者头颅无偏转，双侧眼眶、上颌窦到鼻中隔等距；颧骨显示清晰，位于上颌窦的两侧，没有移动伪影。

九、下颌骨后前位

1.患者准备及体位　患者俯卧于摄影台上，双肘弯曲，双手放置于胸前，鼻尖与颏部紧贴摄影台面，头颅正中矢状面垂直于摄影台面。

2.照射范围　上界至上颌骨，下界包括整个下颌骨至颏部。中心线对准上唇与下颌联合下缘连线中点射入（图2-14）。摄影条件见表2-9。

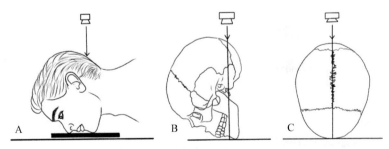

图2-14　下颌骨后前位摄影体位

A.摆位图；B.颏部紧贴台面；C.头颅正中矢状面垂直于台面，中心线对准上唇与下颌联合下缘连线中点射入（箭头）

表2-9 下颌骨后前位摄影条件

体位	管电压（kV）	管电流（mAs）	SID（cm）	焦点	照射野（cm）	滤线栅
下颌骨后前位	70±5	AEC	100	小	18×24	+

3.标准影像 双侧下颌支对称位于颈椎两侧；下颌骨体部的中部和颏部可隐约显示，与颈椎重叠，没有移动伪影（图2-15）。

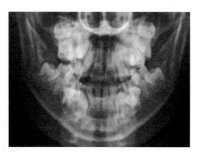

图2-15 下颌骨后前位标准影像

十、下颌骨侧位

1.患者准备及体位 患者仰卧于摄影台上，头部向被检侧旋转，头尽量后仰，被检侧下颌骨尽量与摄影台面平行，对侧肩部用枕头垫高，双手放于身体两旁；患者闭口，咬合上下牙。

2.照射范围 上界至上颌骨，下界包括整个下颌骨至颏部。中心线对准对侧下颌骨下方5cm处，向头侧倾斜30°射入（图2-16）。摄影条件见表2-10。

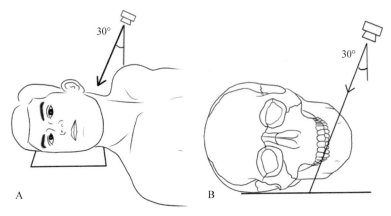

图2-16 下颌骨侧位摄影体位

A.摆位图；B.被检侧下颌骨与台面平行，中心线对准对侧下颌骨下方5cm处，向头侧倾斜30°射入（箭头）

表2-10 下颌骨侧位摄影条件

体位	管电压（kV）	管电流（mAs）	SID（cm）	焦点	照射野（cm）	滤线栅
下颌骨侧位	60±3	AEC	100	小	18×12	＋

3.标准影像 被检侧下颌骨不与对侧或颈椎重叠；下颌骨纹理及边缘、颏孔、下颌管显示清晰，没有移动伪影（图2-17）。

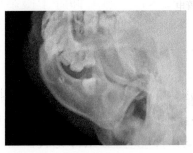

图2-17 下颌骨侧位标准影像

十一、茎突正位

1.患者准备及体位　患者仰卧于摄影台上，双手放于身体两旁，头部用一个13°的板垫高，患者口尽量张大，听鼻线垂直于摄影台面。

2.照射范围　上界至上颌骨，包含下颌骨升支、乳突岩部；下界包括第2颈椎。中心线对准鼻尖垂直射入（图2-18）。摄影条件见表2-11。

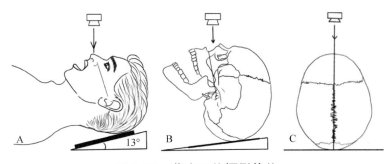

图2-18　茎突正位摄影体位

　A.摆位图；B.听鼻线垂直于台面；C.头颅正中矢状面垂直于台面，中心线对准鼻尖垂直射入（箭头）

表2-11　茎突正位摄影条件

体位	管电压（kV）	管电流（mAs）	SID（cm）	焦点	照射野（cm）	滤线栅
茎突正位	65±5	AEC	100	小	15×15	+

3.标准影像　双侧茎突清晰显示；茎突除与颞下颌关节有部分重叠外，不与其他组织重叠，没有移动伪影（图2-19）。

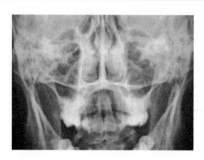

图2-19　茎突正位标准影像

十二、茎突侧位

1.患者准备及体位　患者俯卧于摄影台上，头侧转并贴近摄影台面；受检侧手置于身旁，对侧上肢支撑身体，下颌前伸，患者口尽量张大，瞳间线垂直于摄影台面。

2.照射范围　上界至上颌骨，包含下颌骨升支、乳突岩部；下界包括第2颈椎。中心线自对侧下颌角后缘，向头侧倾斜10°射入（图2-20）。摄影条件见表2-12。

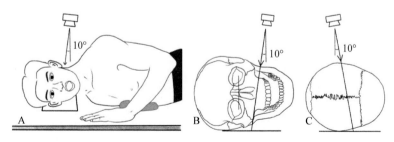

图2-20　茎突侧位摄影体位

A.摆位图；B.瞳间线垂直于台面；C.头颅正中矢状面平行于台面。中心线自对侧下颌角后缘，向头侧倾斜10°射入（箭头）

表2-12 茎突侧位摄影条件

体位	管电压（kV）	管电流（mAs）	SID（cm）	焦点	照射野（cm）	滤线栅
茎突侧位	65±5	AEC	100	小	15×15	+

3.标准影像 受检侧茎突清晰显示在下颌骨切迹与颈椎间；茎突除与颞下颌关节有部分重叠外，不与其他骨性组织重叠，没有移动伪影（图2-21）。

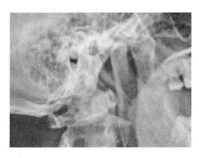

图2-21 茎突侧位标准影像

（林　洁　罗婉莉）

第三章

五官常用X线摄影检查

一、视神经孔斜位

1.患者准备及体位　患者俯斜卧于摄影台上，肘部弯曲，双手放于胸旁，被检侧外眦内侧置于探测器中心点，头向被检侧偏转使正中矢状面与摄影台面的垂直线成37°，听鼻线垂直于摄影台面（图3-1）。

2.照射范围　照射野为15cm×15cm。中心线对准被检侧眼眶中心，垂直通过被检侧外眦。摄影条件见表3-1。

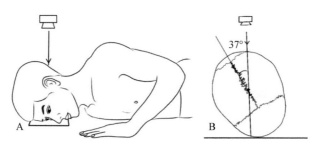

图3-1　视神经孔斜位摄影体位

A.摆位图；B.头颅正中矢状面与台面的垂直线成37°，中心线垂直通过被检侧外眦（箭头）

表3-1 视神经孔斜位摄影条件

体位	管电压 （kV）	管电流 （mAs）	SID （cm）	焦点	照射野 （cm）	滤线栅
视神经孔斜位	70±5	AEC	100	小	15×15	＋

3.标准影像 视神经孔斜位是视神经管的轴位投影像，视神经管前后孔相互重叠，呈类圆孔状，周围有线状高密度环；视神经孔显示于眼眶外下1/4象限；眼眶内侧壁及骨缝连接能完整显示，眼眶上壁部分显示，眼眶外侧壁和下壁重叠显示；蝶窦位于视神经孔的内下方；骨纹理清晰显示（图3-2）。

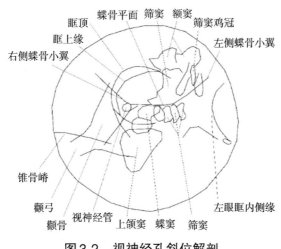

图3-2 视神经孔斜位解剖

二、眼眶后前位

1.患者准备及体位 患者俯卧于摄影台上，双肘弯曲，双手放于头颈两侧辅助体位稳定，头颅正中矢状面垂直于探测器并与探测器中线重合，双外耳孔与探测器距离相等；下颌稍内收，前额和鼻部紧贴探测器，将鼻根放于探测器中心；听眦线垂直于摄影台面（图3-3）。

2.照射范围　照射野为24cm×18cm。中心线向足侧倾斜20°对准头顶经鼻根射出。摄影条件见表3-2。

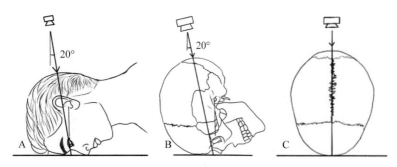

图3-3　眼眶后前位摄影体位

A.摆位图；B.听眦线垂直于台面；C.头颅正中矢状面垂直于台面。中心线向足侧倾斜20°，对准头顶经鼻根射出（箭头）

表3-2　眼眶后前位摄影条件

体位	管电压（kV）	管电流（mAs）	SID（cm）	焦点	照射野（cm）	滤线栅
眼眶后前位	70±5	AEC	100	小	24×18	+

3.标准影像　图像包括全额窦、上颌骨、两侧颧骨弓及下颌骨；两侧眼眶等大对称显示，两侧眼眶外缘与两侧颅骨外侧缘等距；眼眶内蝶骨大翼和蝶骨小翼边缘呈线状，两侧对称；两侧颞骨岩部投影于眼眶以下，重叠于上颌窦腔中间；骨质边缘、纹理清晰。

三、颧弓顶颌位

1.患者准备及体位　患者仰卧于摄影台上，抬起下颌使颈部过伸，颅顶接触探测器，使听眶线平行于探测器，正中矢状面垂直于探测器中线（图3-4）。

2.照射范围　照射野为12cm×9cm。中心线对准两下颌角连线的中点垂直射入，通过颅顶射出。摄影条件见表3-3。

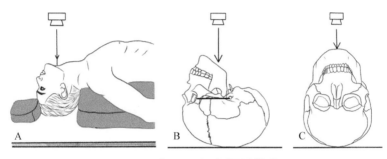

图3-4　颧弓顶颌位摄影体位

A.摆位图；B.听眦线平行于探测器；C.颅顶接触探测器，中心线线对准两下颌角连线的中点垂直射入（箭头）

表3-3　颧弓顶颌位摄影条件

体位	管电压（kV）	管电流（mAs）	SID（cm）	焦点	照射野（cm）	滤线栅
颧弓颌顶位	60±5	8～10	100	小	12×9	＋

3.标准影像　双侧颧弓对称显示于图像中心，可见颧骨和颞骨向外侧伸出，骨边缘清晰（图3-5）。

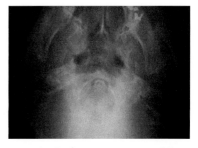

图3-5　颧弓顶颌位标准影像

四、内听道经眶位

1.**患者准备及体位**　患者俯卧于摄影台上，头颅正中矢状面垂直于探测器中线，两侧外耳孔与探测器等距；下颌稍内收，听眦线垂直于探测器，双手置于头颈两侧辅助体位稳定。

2.**照射范围**　照射野为15cm×15cm。中心线经枕外隆凸通过鼻根处垂直射出（图3-6）。摄影条件见表3-4。

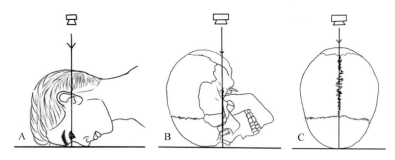

图3-6　内听道经眶位摄影体位

A.摆位图；B.听眦线垂直于探测器；C.头颅正中矢状面垂直于探测器，中心线经枕外隆凸通过鼻根处射出（箭头）

表3-4　内听道经眶位摄影条件

体位	管电压（kV）	管电流（mAs）	SID（cm）	焦点	照射野（cm）	滤线栅
内听道经眶位	65±5	AEC	100	小	15×15	+

3.**标准影像**　矢状缝、鼻中隔与照射野正中轴重合；两眼眶、上颌窦、颞骨岩部对称显示；双侧颞骨岩部上缘位于眼眶内下1/2处，内耳道投影于眼眶内下1/3处；双侧内耳道以全貌显示于眼眶的中、内侧；内耳的骨迷

路致密影投影于内耳道的外侧；额骨骨纹理清晰，穹隆内部、外板骨皮质锐利，软组织可见。

五、劳氏位（Law's位）

1.患者准备及体位　患者俯卧于摄影台上，头侧转，被检侧贴近探测器，头颅矢状面前部与探测器成15°；外耳孔置于探测器中心前方2cm处，使听眦线与台面中线垂直；对侧手握拳支撑下颌部。

2.照射范围　照射野为15cm×15cm。中心线向足侧倾斜15°经被检侧外耳孔射出（图3-7）。摄影条件见表3-5。

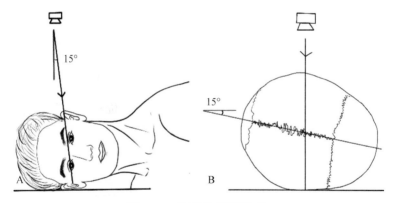

图3-7　劳氏位摄影体位

A.摆位图；B.头颅正中矢状面前部与探测器成15°，中心线向足侧倾斜15°经被检侧外耳孔射出（箭头）

表3-5　劳氏位摄影条件

体位	管电压（kV）	管电流（mAs）	SID（cm）	焦点	照射野（cm）	滤线栅
劳氏位	65±5	AEC	100	小	15×15	＋

3.标准影像　被检侧颞下颌关节位于重叠的内、外耳道前和稍下方；内、外耳道及鼓窦相互重叠，位于颞下颌关节髁突的后方；鼓室盖呈线状自下向后呈上下方向走行，乳突气房与上述结构相重叠；颞下颌关节、鼓室盖、静脉窦板和乳突气房骨质结构清晰，对比度良好。

六、许氏位（Sohuller's位）

1.患者准备及体位　患者俯卧于摄影台上，呈标准头颅侧位体位，头颅矢状面与探测器平行，被检侧贴近探测器，外耳孔后1cm处置于台面中线；听眦线与台面中线垂直。

2.照射范围　照射野为15cm×15cm。中心线向足侧倾斜25°，从对侧外耳孔后方2cm和上方7cm处射入到探测器中心（图3-8）。摄影条件见表3-6。

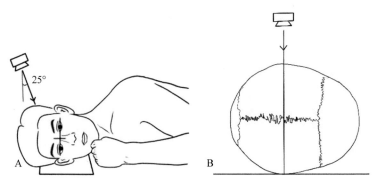

图3-8　许氏位摄影体位

A.摆位图，定位线（"十"字线）如图；B.头颅正中矢状面与探测器平行，中心线向足侧倾斜25°（箭头）

表3-6　许氏位摄影条件

体位	管电压 （kV）	管电流 （mAs）	SID （cm）	焦点	照射野 （cm）	滤线栅
许氏位	65±5	AEC	100	小	15×15	+

3.标准影像　显示野包括前至下颌关节、后至乙状窦前壁、上鼓室盖及鳞部、下岩尖及乳突尖端。颞下颌关节位于中耳结构的前下部，与内、外耳孔重叠影相邻；鼓窦入口及鼓窦区显示清晰，乙状窦前壁显示充分；乳突蜂房间隔清晰，骨纹理显示清楚（图3-9）。

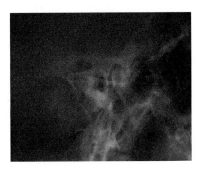

图3-9　许氏位标准影像

（李典育）

七、伦氏位（Runström's位）

伦氏位，又称乳突35°角侧位。

1.患者准备及体位　患者俯卧于摄影台上，身体长轴与台面中线平行；探测器平放在摄影台上，被检侧耳廓前折；头侧转，被检测乳突贴近探测器中心，瞳间线与探测器垂直。叮嘱患者保持不动，必要时固定头颅。

2.照射范围　中心线向足侧倾斜35°，经对侧外耳孔后方1cm、上方约12cm处射入探测器中心（图3-10）。摄影条件见表3-7。

表3-7　伦氏位摄影条件

体位	管电压（kV）	管电流（mAs）	SID（cm）	焦点	照射野（cm）	滤线栅
伦氏位	65±5	AEC	100	小	15×15	+

3.标准影像　乳突气房投影于后上方，听小骨显示于外耳道内；颞下颌关节影像位于图像的前下方，其后上方可见鼓室上隐窝、鼓窦、鼓窦入口及乳突气房影（图3-11）。

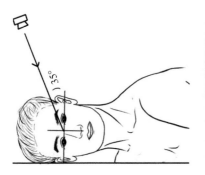

图3-10　伦氏位摄影体位

定位线（"十"字线）如图，中心线向足侧倾斜35°（箭头）

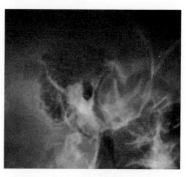

图3-11　伦氏位标准影像

八、梅氏位（Mayer's位）

梅氏位，又称乳突双45°角侧位、颞骨岩部半轴位及岩乳部竖立展开位。

1.患者准备及体位 患者仰卧在摄影台上，身体长轴与台面中线平行；探测器平放于摄影台上或垫高与台面成23°，被检侧耳廓前折或用胶布粘住；头枕于探测器上，面部转向被检侧，使头颅矢状面与台面成45°；听眦线与探测器前缘垂直，外耳孔置于照射野中心前、上各2cm处。

2.照射范围 中心线自头侧向足侧倾斜45°，从对侧眼眶上方的额部射入探测器中心（图3-12）。摄影条件见表3-8。

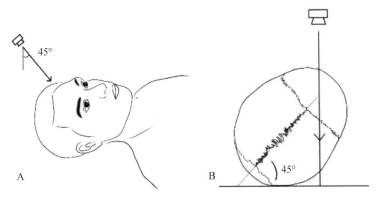

图3-12 梅氏位摄影体位

A.摆位图；B.头部正中矢状面与台面成45°，中心线向足侧倾斜45°（箭头）

表3-8 梅氏位摄影条件

体位	管电压（kV）	管电流（mAs）	SID（cm）	焦点	照射野（cm）	滤线栅
梅氏位	70±5	AEC	100	小	15×15	+

3.标准影像 显示颞骨岩部的轴位、颞下颌关节影像，乳突气房影显示清晰；颞下颌关节影的后方可见外

耳道与鼓室前上部的复合影，该处向后为鼓窦的投影。小脑侧岩部呈锐利切线显示；上鼓室、鼓窦入口、鼓窦组成的"3A区"显示清楚；岩部呈轴位投影有放大，但无失真，显示完整（图3-13）。

4.注意事项

（1）若有专用摄影角度架，可按摄影角度架的使用要求进行。

（2）不使用滤线器摄影时，应严格控制照射野。

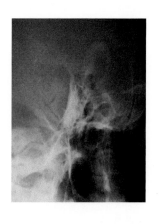

图3-13　梅氏位标准影像

九、斯氏位（Stenver's位）

1.患者准备及体位　患者俯卧于摄影台上，肘关节屈曲，双手放于头部两侧，以稳定头部；头颅向被检侧倾斜，正中矢状面与台面成45°，使被检侧的前额、颧骨、鼻尖三点紧贴台面；对侧听眦线垂直于台面边缘。

2.照射范围　图像包括颞骨岩部。中心线向头侧倾斜12°，对准被检测的枕骨隆凸与外耳孔联线的中点，射入暗盒中心（图3-14）。摄影条件见表3-9。

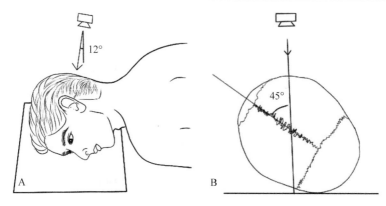

图3-14　斯氏位摄影体位

A.摆位图；B.头颅正中矢状面与台面成45°，中心线向头侧倾斜12°（箭头）

表3-9　斯氏位摄影条件

体位	管电压（kV）	管电流（mAs）	SID（cm）	焦点	照射野（cm）	滤线栅
斯氏位	75±5	AEC	100	小	15×15	+

3.标准影像　颞骨岩部呈平面显示于胶片正中，其内缘与枕骨基底分离；乳突尖端距下颌升支约1.0cm，并与颅底投影线以下充分显示；内听道、岩骨尖部、弓状隆起及3个半规管结构显示清晰（图3-15）。

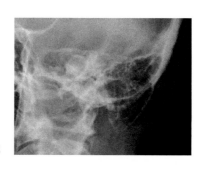

图3-15　斯氏位标准影像

十、鼻骨侧位

1.患者准备及体位　患者俯卧于摄影台上，头颅呈标准侧位，肘部弯曲，用手支撑身体或放于面前，足部稍垫高使患者体位相对舒适；头颅矢状面与探测器平行，瞳间线与探测器垂直。

2.照射范围　包括全部鼻骨。中心线对准鼻根下方2cm处垂直射入探测器中心（图3-16）。摄影条件见表3-10。

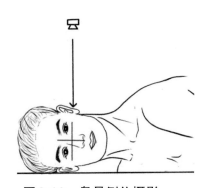

图3-16　鼻骨侧位摄影

定位线（"十"字线）如图，中心线对
准鼻根下方2cm处垂直射入（箭头）

表3-10　鼻骨侧位摄影条件

体位	管电压（kV）	管电流（mAs）	SID（cm）	焦点	照射野（cm）	滤线栅
鼻骨侧位	55±5	5～6	100	小	12×9	-

3.标准影像　图像包括全部鼻骨,鼻骨呈侧位显示,并显示清晰（图3-17）。

4.注意事项　平静呼吸下屏气曝光，照射野和探测器包括整个鼻骨。

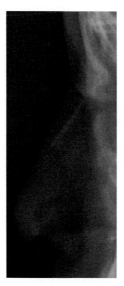

图3-17　鼻骨侧位标准影像

十一、鼻旁窦柯氏位（Caldwell's位）

柯氏位又称鼻窦后前23°角位。

1.患者准备及体位　患者俯卧于摄影台上，双上肢放于头部两侧，鼻额部紧贴台面；头颅正中矢状面垂直于台面并与台面中线重合；听眦线垂直于台面，鼻根部置于探测器中心。

2.照射范围　包括额窦、前组筛窦和眼眶。中心线向足侧倾斜23°，经鼻根部射入（图3-18）。摄影条件见表3-11。

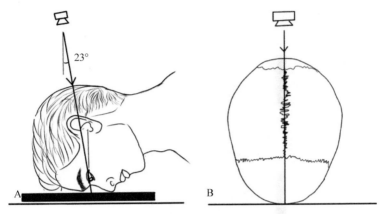

图3-18 鼻旁窦柯氏位摄影体位

A.摆位图；B.头颅正中矢状面垂直于台面，中心线向足侧倾斜23°

表3-11 鼻旁窦柯氏位摄影条件

体位	管电压（kV）	管电流（mAs）	SID（cm）	焦点	照射野（cm）	滤线栅
鼻旁窦柯氏位	70±3	AEC	100	小	24×18	+

3.标准影像 两侧眼眶影像显示清晰，对称投影于图像的中部；额窦影像位于眼眶影的内上方，前组筛窦影像显示于两侧眼眶影之间；下鼻甲显示清晰，鼻腔中纵行线影为鼻中隔（图3-19）。

4.注意事项 柯氏位也是眼眶病变的检查体位之一，平静呼吸下屏气曝光。

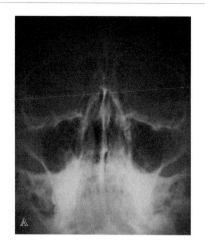

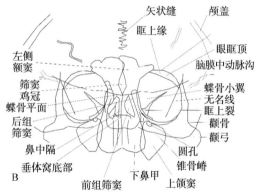

图3-19　鼻旁窦柯氏位标准影像（A）及解剖（B）

十二、鼻旁窦华氏位（Water's位）

华氏位（或译为瓦氏位），又称鼻窦后前37°角位。

1.患者准备及体位　患者俯卧于摄影台上，肘部弯曲，两手放于前胸支撑，足部稍垫高使患者体位相对舒适；颏部紧贴台面，头颅正中矢状面垂直于台面；头稍后仰，使听眦线与台面成37°；两侧外耳孔与台面等距，鼻尖与探测器相距0.5～1.5cm（图3-20）。采用平静呼吸下屏气。

2.照射范围　包括眼眶、筛窦、上颌窦。中心线对准鼻尖与上唇间连线中点，垂直射入探测器。摄影条件见表3-12。

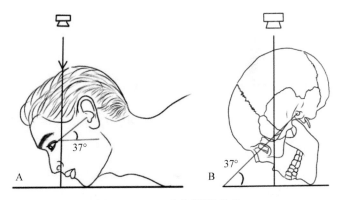

图3-20　瓦氏位摄影体位

A.摆位图；B.头颅正中矢状面与台面垂直，听眦线与台面成37°，中心线对准鼻尖与上唇间连线中点，垂直射入（箭头）

表3-12　瓦氏位摄影条件

体位	管电压（kV）	管电流（mAs）	SID（cm）	焦点	照射野（cm）	滤线栅
瓦氏位	78±5	AEC	100	小	24×18	+

3.标准影像　眼眶、筛窦、上颌窦对称显示于鼻中隔的两侧；颞骨岩部上缘投射在上颌窦下缘，无重叠组织影像；上颌窦的窦腔边缘锐利，周围骨质影像清晰（图3-21）。

4.注意事项 采用平静呼吸下屏气。

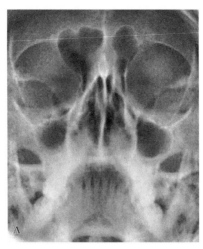

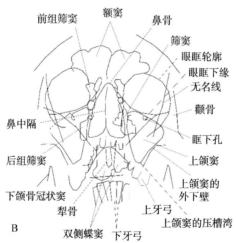

图3-21 瓦氏位标准影像（A）及解剖（B）

（乔文俊）

第四章

胸部和腹部常用 X 线摄影检查

一、胸部后前位

1. **患者准备及体位**　患者面向摄影架站立，两足分开，使身体站稳，头稍后仰，前胸贴近探测器；两手背放于髋部，双肘弯曲，尽量向前，两肩内转并放平，身体正中矢状面对准探测器中线。深吸气后屏气曝光。

2. **照射范围**　上界包括双肩峰上约3cm，下界包括第12胸椎。中心线经第6胸椎水平垂直射入（图4-1）。摄影条件见表4-1。

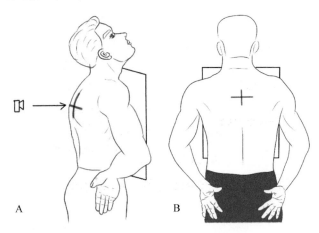

图4-1　胸部后前位摄影体位

A.侧面观；B.背面观。定位线（"十"字线）如图，中心线经第6胸椎水平垂直射入（箭头）

表4-1　胸部后前位摄影条件

体位	管电压（kV）	管电流（mAs）	SID（cm）	焦点	照射野（cm）	滤线栅
胸部后前位	125	2～4	180～200	大	30×38	+

3.标准影像　肺门阴影结构可辨，锁骨、乳房、左心影内可分辨出肺纹理，肺尖充分显示，肩胛骨投影于肺野外；两侧胸锁关节对称；膈肌包括完全，且边缘锐利；心脏、纵隔边缘清晰锐利（图4-2）。

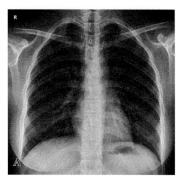

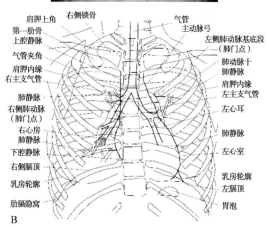

图4-2　胸部后前位标准影像（A）及解剖（B）

二、胸部侧位

1.患者准备及体位　患者侧立于摄影架前，两足分开，身体站稳，头部低下，下颌贴近前胸，两臂高举，交叉放于头上，使两肩尽量不与肺部重叠；被检侧胸部贴近探测器，腋中线对准探测器中线。深吸气后屏气曝光。

2.照射范围　上界包括第7颈椎，下界包括第12胸椎。中心线经腋中线第6胸椎水平（第6胸椎处侧胸壁中点）射入探测器（图4-3）。摄影条件见表4-2。

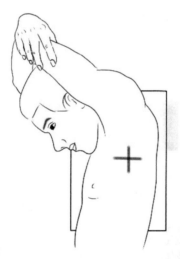

图4-3　胸部侧位摄影体位

定位线（"十"字线）如图

表4-2　胸部侧位摄影条件

体位	管电压 （kV）	管电流 （mAs）	SID （cm）	焦点	照射野 （cm）	滤线栅
胸部侧位	125	6～10	180～200	大	30×38	＋

3.标准影像　图像中无组织遮盖部分呈漆黑；第4胸椎以下椎体清晰可见，并呈侧位投影；从颈部到气管分叉部，能连续追踪到气管影像；心脏、主动脉弓移行部、降主动脉显示清晰；胸骨两侧缘重叠良好（图4-4）。

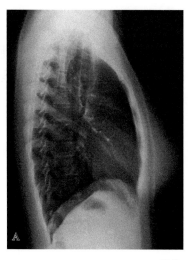

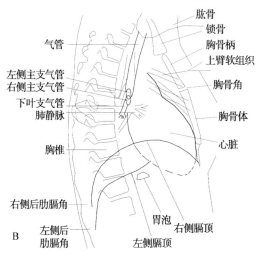

图4-4　胸部侧位标准影像（A）及左侧位解剖（B）

三、胸部前弓位

1.患者准备及体位　患者立于摄影架前约30cm处，两足分开与肩同宽，两手背放于髋部，肘部屈曲内旋，身体后仰，肩部紧靠探测器，下胸部向前凹，使胸部冠状面与探测器成45°。深吸气后屏气曝光。

2.照射范围　上界包括锁骨上6～7cm；下界包括第12胸椎。中心线经胸骨角下缘水平向头侧倾斜5°～10°射入（图4-5）。摄影条件见表4-3。

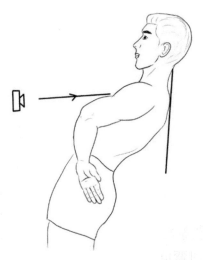

图4-5　胸部前弓位摄影体位
中心线经胸骨角下缘水平向头
侧倾斜5°～10°射入（箭头）

表4-3　胸部前弓位摄影条件

体位	管电压（kV）	管电流（mAs）	SID（cm）	焦点	照射野（cm）	滤线栅
胸部前弓位	125	2～4	180	大	30×38	＋

3.标准影像　显示胸部前弓位影像，锁骨位于胸廓最上方，肺尖钝圆，清晰显示在锁骨下方；肋骨呈水平状，肋间隙变宽（图4-6）。常用来观察肺尖与锁骨上或肋骨重叠的病变。

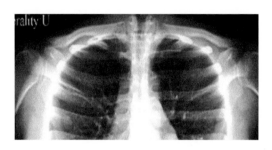

图4-6　胸部前弓位标准影像

四、胸部右前斜位

1.患者准备及体位　患者面向摄影架站立，两足分开站稳，右肘弯曲内旋，右手背放于髋部，左手上举抱头。胸壁右前方贴近探测器，使身体冠状面与探测器成45°～55°。摄片时吞入钡剂，深吸气后屏气曝光。

2.照射范围　上界包括锁骨上6cm，下界包括第12胸椎。中心线经左侧腋后线与第7胸椎平面交界处垂直射入探测器（图4-7）。摄影条件见表4-4。

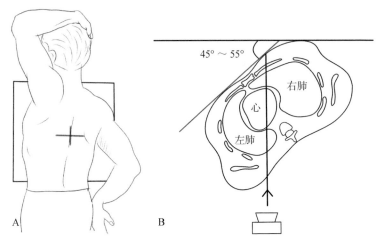

图4-7　胸部右前斜位摄影体位

A.摆位图，定位线（"十"字线）如图；B.身体冠状面与探测器成45°～55°

表4-4　胸部右前斜位摄影条件

体位	管电压 （kV）	管电流 （mAs）	SID （cm）	焦点	照射野 （cm）	滤线栅
胸部右前斜位	125	6～10	180～200	大	30×38	+

3.标准影像　胸部呈斜位投影，心脏大血管投影于胸部左侧，不与胸椎重叠，胸椎投影于胸部右后1/3处；心脏、升主动脉弓影像清晰可见，能追踪到胸部周边肺纹理；肺尖显示清楚，食管的胸段钡剂充盈良好，位于心脏与脊柱之间（图4-8）。

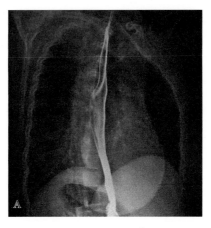

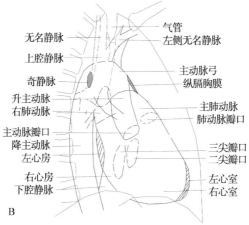

图4-8　胸部右前斜位标准影像（A）及解剖（B）

五、胸部左前斜位

1.患者准备及体位　患者面向摄影架站立，两足分开站稳，左肘弯曲内旋，左手背放于髋部，右手上举抱头。胸壁左前方贴近探测器，使身体冠状面与探测器成65°～75°。深吸气后屏气曝光。

2.照射范围　上界包括锁骨上6cm，下界包括第12胸椎。中心线经右侧腋后线与第7胸椎平面交界处垂直射入探测器（图4-9）。摄影条件见表4-5。

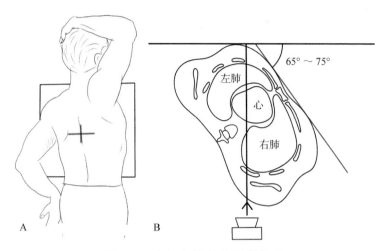

图4-9　胸部左前斜位摄影体位

A.摆位图，定位线（"十"字线）如图；B.身体冠状面与探测器成65°～75°

表4-5　胸部左前斜位摄影条件

体位	管电压 （kV）	管电流 （mAs）	SID （cm）	焦点	照射野 （cm）	滤线栅
胸部左前斜位	125	6～10	180～200	大	30×38	+

3.标准影像　胸部呈斜位投影，心脏大血管于胸椎右侧显示，胸椎投影于胸部左后方1/3偏前处；下腔静脉基本于心影底部中央显示；胸主动脉全部展现，边缘清晰；可追踪到胸部周边肺纹理，肺尖显示清楚（图4-10）。

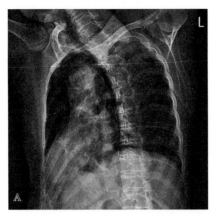

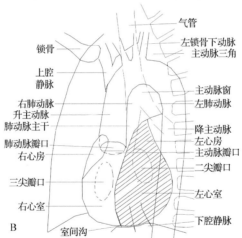

图4-10　胸部左前斜位标准影像（A）及解剖（B）

六、胸部半坐位

1.患者准备及体位　患者在床上摆位后，探测器放置于背后，身体正中矢状面与探测器长轴正中线重合，并垂直于探测器面；两上肢肘部尽量弯曲内旋。深吸气后屏气曝光。

2.照射范围　上界包括双肩峰上约3cm，下界包括第12胸椎。中心线经胸骨角水平垂直射入探测器（图4-11）。摄影条件见表4-6。

表4-6　胸部半坐位摄影条件

体位	管电压（kV）	管电流（mAs）	SID（cm）	焦点	照射野（cm）	滤线栅
胸部半坐位	125	2～4	180～200	大	30×38	＋

3.标准影像　显示胸部正位影像，与胸部站立后前位影像相比较，半坐位照片显示纵隔增宽，心脏及前肋骨影像放大，肺野相对缩小（图4-12）。

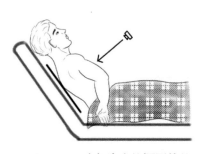

图4-11　胸部半坐位摄影体位
中心线经胸骨角水平垂直射入探测器（箭头）

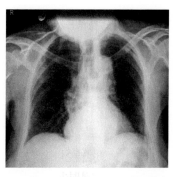

图4-12　胸部半坐位标准影像

七、胸部侧卧后前位

1.患者准备及体位　患者侧卧于摄影台或病床上，身体垫高，尽量使脊柱棘突连线与地面平行，下肢弯曲保持身体平稳。探测器横立于胸前，紧贴患者前胸，探测器长轴正中线尽量与身体正中矢状面重合并垂直。深吸气后屏气曝光。

2.照射范围　上界包括双肩峰上约3cm，下界包括第12胸椎。中心线经第6胸椎水平垂直射入探测器（图4-13）。摄影条件见表4-7。

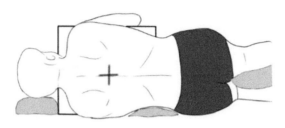

图4-13　胸部侧卧后前位摄影体位

定位线（"十"字线）如图

表4-7　胸部侧卧后前位摄影条件

体位	管电压（kV）	管电流（mAs）	SID（cm）	焦点	照射野（cm）	滤线栅
胸部侧卧后前位	125	2～4	75～100	大	38×30	+

3.标准影像　显示胸部正位影像，纵隔轻度向近平台侧移位，近床侧肺野变窄；胸腔积液患者，在被检侧外部可见边缘锐利的液面；胸腔积气患者，在被检侧外部可见半月形透亮区，其内无肺纹理（图4-14）。

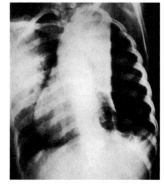

图4-14　胸部侧卧后前位标准影像

八、胸部仰卧侧位

1.患者准备及体位　患者仰卧于摄影台或病床上，背部用棉被垫高5～7cm，两臂上举，下颌前伸。探测器侧立并紧贴被检侧胸壁，探测器长轴正中线与腋中线保持一致，并与身体正中矢状面平行。深吸气后屏气曝光。

2.照射范围　上界包括甲状软骨，下界包括第12胸椎。中心线经腋中线与第5胸椎平面焦点水平射入探测器（图4-15）。摄影条件见表4-8。

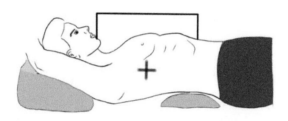

图4-15　胸部仰卧侧位摄影体位

定位线（"十"字线）如图

表4-8　胸部仰卧侧位摄影条件

体位	管电压（kV）	管电流（mAs）	SID（cm）	焦点	照射野（cm）	滤线栅
胸部仰卧侧位	125	6～10	75～100	大	38×30	+

3.标准影像　显示胸部侧位影像，膈肌位置较高，近前胸壁的肺组织显示清晰；胸腔积液时，液体沉积于背部，液面呈线状；胸腔积气时，气体聚集于胸骨后呈带状（图4-16）。

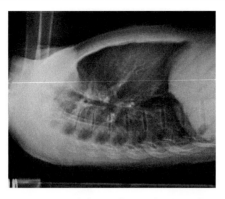

图4-16　胸部仰卧侧位标准影像

九、膈上肋骨正位

1.患者准备及体位　患者站立于摄影架前，背部贴近摄影架面板，下颌稍仰，两足分开站稳；双肘屈曲，手背放于臀部，肘部尽量向前，身体正中矢状面垂直于摄影架面板并对准探测器中线。深吸气后屏气曝光。

2.照射范围　上界包括第7颈椎，下界包括剑突下3cm。中心线经第7胸椎平面垂直摄入探测器（图4-17）。摄影条件见表4-9。

表4-9　膈上肋骨正位摄影条件

体位	管电压（kV）	管电流（mAs）	SID（cm）	焦点	照射野（cm）	滤线栅
膈上肋骨正位	80	25～40	75～90	大	30×38	+

3.标准影像　第1～6前肋与第1～9后肋投影于图像中，且包括两侧肋膈角；纵隔后肋骨边缘也显示清晰；以上肋骨骨纹理显示清晰（图4-18）。

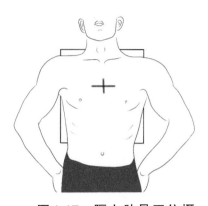
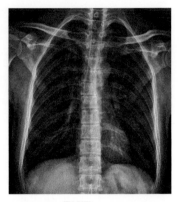

图4-17　膈上肋骨正位摄影体位

图4-18　膈上肋骨正位标准影像

定位线（"十"字线）如图

十、膈下肋骨正位

1.患者准备及体位　患者仰卧于摄影台上，身体正中矢状面垂直于台面，并对准探测器中线，双上肢置于身体两侧，稍外展。深呼气后屏气曝光。

2.照射范围　上界包括第5胸椎，下界包括第3腰椎。中心线经剑突与脐连线中点，向头侧倾斜10°～15°射入（图4-19）。摄影条件见表4-10。

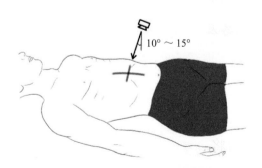

10°～15°

图4-19　膈下肋骨正位摄影体位

定位线（"十"字线）如图。中心线向头侧倾斜10°～15°射入

表4-10　膈下肋骨前后位摄影条件

体位	管电压（kV）	管电流（mAs）	SID（cm）	焦点	照射野（cm）	滤线栅
膈下肋骨前后位	80	40～60	75～90	大	30×38	+

3.标准影像　第8～12肋在膈下显示，并投影于腹腔内；第8～12肋骨纹理清晰可见（图4-20）。

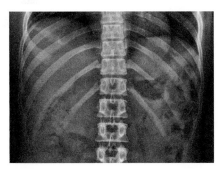

图4-20　膈下肋骨正位标准影像

（张菁菁）

十一、肋骨斜位（前后斜位/后前斜位）

1.患者准备及体位

（1）前后斜位：患者背对球管站立于摄影架前，两足分开，使身体站稳；双臂上举，屈肘抱头，肩部内收使肩胛骨拉向外方，避免肩胛骨与肋骨重叠，或将健侧手臂上举，被检侧肘部弯曲，放于髋部，手臂及肩部尽量内转。然后将身体向被检侧转45°，使被检侧的腋背部靠近探测器，探测器上缘必须超过肩部（图4-21）。

（2）后前斜位：患者面对球管站立于摄影架前，两足分开，使身体站稳；双臂上举，屈肘抱头，肩部内收使肩胛骨拉向外方，避免肩胛骨与肋骨重叠；或将健侧手臂上举，被检侧肘部弯曲，放于髋部，手臂及肩部尽量内转。然后将身体向被检侧转45°，使被检侧的胸腋部靠近探测器，探测器上缘必须超出肩部（图4-22）。

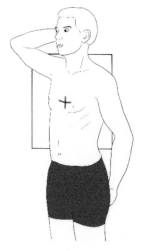

图4-21　肋骨前后斜位

定位线（"十"字线）如图

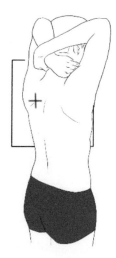

图4-22　肋骨后前斜位

定位线（"十"字线）如图

2.照射范围　中心线经肋骨侧缘与脊柱之间垂直射入。膈上肋骨斜位的上界为探测器上缘超出肩部6cm，下界为探测器下缘超出剑突3cm；膈下肋骨斜位的上界包括第5胸椎，下界至肋弓下3cm。摄影条件见表4-11。

表4-11　肋骨斜位（前后斜位/后前斜位）摄影条件

体位	管电压（kV）	管电流（mAs）	SID（cm）	焦点	照射野（cm）	滤线栅
肋骨斜位	80	25～40	180	大	30×38	＋

3.标准影像　投照区域应位于图像中心，膈上包括第1～9肋或第10肋，膈下应包括第8～12肋。脊柱远离被检侧，图像对比良好，可透过肺野和心影观察肋骨，或在膈下透过致密的腹部器官观察肋骨，肋骨轮廓清晰、边缘锐利（图4-23，图4-24）。

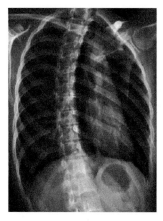

图4-23　肋骨前后斜位标准影像

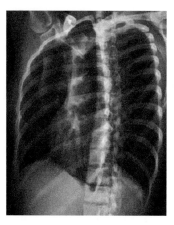

图4-24　肋骨后前斜位标准影像

十二、肋骨切线位

1.患者准备及体位　患者取立位或卧位，使被检侧局部胸壁与探测器垂直，并置于探测器中心。

2.照射范围　取决于被检部位肋骨的范围。中心线与被检部位肋骨相切射入探测器（图4-25）。摄影条件见表4-12。

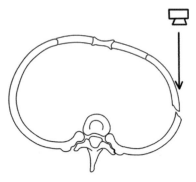

图4-25 肋骨切线位摄影

表4-12 肋骨切线位摄影条件

体位	管电压（kV）	管电流（mAs）	SID（cm）	焦点	照射野（cm）	滤线栅
肋骨切线位	60	12～18	100	大	20×25	-

3.标准影像 局部肋骨切线位影像清晰可见，被检部位肋骨骨质及肋骨外软组织显示清楚。

十三、胸骨后前斜位

1.患者准备及体位 患者面向摄影台站立在摄影台的一侧，然后俯身将胸骨紧贴探测器，身体矢状面与台面长轴垂直，冠状面与台面平行。

2.照射范围 上界包括胸锁关节上2cm，下界包括剑突。中心线自脊柱右侧向左侧倾斜，通过胸骨到达胶片中心。中心线的倾斜角度和入射点距胸椎棘突的距离与胸廓前后径有关，胸廓前后径小的患者比胸廓前后径大的患者转动角度要大一些（图4-26）。摄影条件见表4-13。

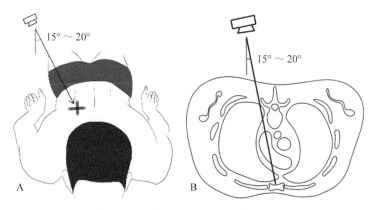

图4-26　胸骨后前斜位摄影体位

A.摆位图，定位线（"十"字线）如图；B.中心线自脊柱右侧向左侧倾斜

表4-13　胸骨后前斜位摄影条件

体位	管电压（kV）	管电流（mAs）	SID（cm）	焦点	照射野（cm）	滤线栅
胸骨后前斜位	50～60	60～80	75～100	大	20×25	-

3.标准影像　胸骨位于图像正中，不与胸椎及心影重叠；胸骨边缘清晰，胸骨角清晰可见，肺纹理与肋骨模糊，肺与胸骨对比度良好（图4-27）。

十四、胸骨侧位

1.患者准备及体位

患者侧立于摄影架前，下颌部略抬起，两

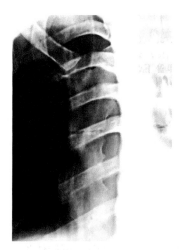

图4-27　胸骨后前斜位标准影像

臂放于后背，两手相握，双肩尽量向后，胸部前挺，前胸壁位于探测器前中1/3处。

2.照射范围　上界包括胸锁关节上2cm，下界包括剑突。中心线水平投射，经胸骨角距前壁后约4cm处垂直射入（图4-28）。摄影条件见表4-14。

表4-14　胸骨侧位摄影条件

体位	管电压（kV）	管电流（mAs）	SID（cm）	焦点	照射野（cm）	滤线栅
胸骨侧位	70～90	40～60	180	大	25×30	+

3.标准影像　显示胸骨侧位影像，全部胸骨不与肺组织或肋骨影像重叠，胸骨柄、胸骨体、剑突骨质及前后缘骨皮质和骨纹理显示清晰，胸锁关节重叠，胸前壁软组织清晰可见（图4-29）。

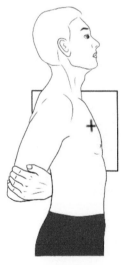

图4-28　胸骨侧位摄影体位
定位线（"十"字线）如图

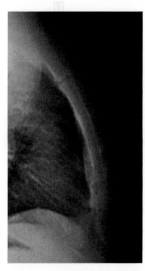

图4-29　胸骨侧位标准影像

十五、腹部仰卧位

1.患者准备及体位　患者仰卧于摄影台上，双臂放于身体两侧或上举，下肢伸直，身体正中矢状面与台面中线重合且垂直。

2.照射范围　上界平齐于剑突上3cm，下界包括耻骨联合下3cm。中心线通过剑突与耻骨联合上缘连线中点垂直射入探测器（图4-30）。摄影条件见表4-15。

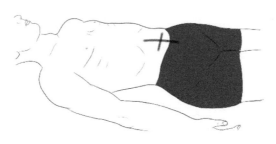

图4-30　腹部仰卧位摄影体位

定位线（"十"字线）如图

表4-15　腹部仰卧位摄影条件

体位	管电压（kV）	管电流（mAs）	SID（cm）	焦点	照射野（cm）	滤线栅
腹部仰卧位	80±5	25～40	100	大	35×43	+

3.标准影像　显示全腹部正位影像，腰椎序列投影于图像正中并对称显示，骨质和软组织影像均清晰；膈肌边缘锐利，胃内液平面及可能出现的肠内液平面均可明确辨认；肾、腰大肌、腹膜外脂肪线及骨盆影像显示清楚（图4-31）。

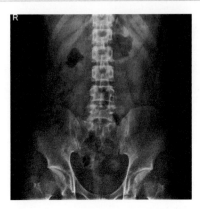

图4-31　腹部仰卧位标准影像

十六、腹部侧卧位

1.患者准备及体位　患者侧卧于摄影台上，被检侧靠近台面，身体冠状面与台面垂直，腹前壁和背后缘距探测器等距；两臂屈肘上举抱头，下肢稍屈固定身体，确保骨盆、肩部无旋转。

2.照射范围　上界包括剑突，下界包括耻骨联合。中心线垂直于台面方向，经腹部剑突至耻骨联合中点水平的腋中线垂直射入（图4-32）。摄影条件见表4-16。

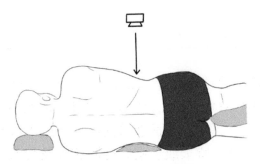

图4-32　腹部侧卧位摄影体位
中心线垂直于台面（箭头）

表4-16　腹部侧卧位摄影条件

体位	管电压（kV）	管电流（mAs）	SID（cm）	焦点	照射野（cm）	滤线栅
腹部侧卧位	80±5	40～60	100	大	35×43	＋

3.标准影像　显示全腹部侧位影像，应包括双侧横膈。图像可见胃、肠袢，以及出现的气、液平面；髂骨翼对称，肋骨外缘至脊柱的距离相等，脊柱应笔直（除非存在脊柱侧弯）（图4-33）。

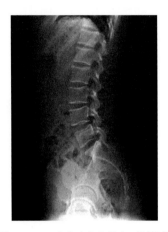

图4-33　腹部侧卧位标准影像

十七、腹部立位

1.患者准备及体位　患者背向摄影架站立，两足分开，使身体站稳；两臂自然下垂稍向外展，身体正中矢状面与摄影架探测器垂直，并与探测器中线重合。

2.照射范围　上界包括第4前肋（怀疑低位梗阻者可稍向下一些）及两侧横膈，下界包括耻骨联合上缘。

中心线水平方向，经剑突与耻骨联合连线中点射入探测器中心（图4-34）。摄影条件见表4-17。

表4-17 腹部立位摄影条件

体位	管电压（kV）	管电流（mAs）	SID（cm）	焦点	照射野（cm）	滤线栅
腹部立位	80±5	25～40	100	大	35×43	+

3.标准影像 骨质和软组织影像均清晰可见，椎体棘突位于图像正中，图像内两侧膈肌、腹壁软组织及盆腔均对称显示；膈肌边缘锐利，胃内液平面及可能出现的肠内液平面均可明确辨认；肾、腰大肌、腹膜外脂肪线及骨盆影像显示清晰（图4-35）。

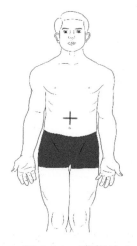

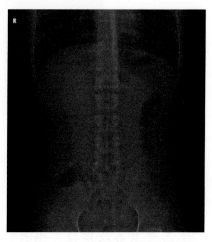

图4-34 腹部站立前后位摄影体位

定位线（"十"字线）如图

图4-35 腹部站立前后位标准影像

十八、膀胱区正位

1.患者准备及体位　患者仰卧于摄影台上，身体正中矢状面与台面垂直，并对准台面中线；双臂置于身体两侧或上举，下肢伸直。

2.照射范围　上界平齐髂嵴，下界超过耻骨联合。中心线经耻骨联合上 5cm，球管向足侧成 10°～ 15°射入（图 4-36）。摄影条件见表 4-18。

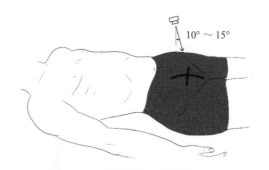

图 4-36　膀胱区正位摄影体位

定位线（"十"字线）如图。中心线向足侧成 10°～ 15°（箭头）

表 4-18　膀胱区正位摄影条件

体位	管电压（kV）	管电流（mAs）	SID（cm）	焦点	照射野（cm）	滤线栅
膀胱区正位	70±5	18～25	100	大	25×20	+

3.标准影像　膀胱区正位影像应包括输尿管远端、膀胱及男性尿道近端，应用恰当的技术显示膀胱（如膀胱造影），膀胱不得被耻骨重叠，是观察膀胱结石的常规位置（图 4-37）。

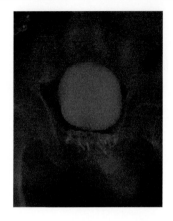

图4-37　膀胱区正位标准影像

十九、膀胱区后斜位（左后斜位/右后斜位）

1.患者准备及体位　患者仰卧于摄影台上，身体正面或前中线对准台面中线，然后将身体向左倾斜，使躯干与台面成45°～60°，微屈下方腿以保持平衡，不要过分屈曲上方的腿，以免与膀胱重叠。膀胱区右后斜位时，除身体向右倾斜与台面成45°～60°外，其他摄影技术与左后斜位完全相同。

2.照射范围　仅投照膀胱。中心线垂直于耻骨联合上5cm及脊柱内侧5cm处射入（图4-38）。摄影条件见表4-19。

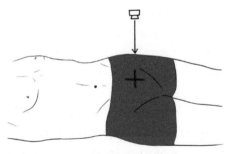

图4-38　膀胱区右后斜位

定位线（"十"字线）如图，中心线垂直射入（箭头）

表4-19　膀胱区后斜位摄影条件

体位	管电压 （kV）	管电流 （mAs）	SID （cm）	焦点	照射野 （cm）	滤线栅
膀胱区后斜位	70±5	18～25	100	大	20×25	＋

3.标准影像　膀胱侧后面清晰可见，膀胱不得与屈曲腿重叠（图4-39）。

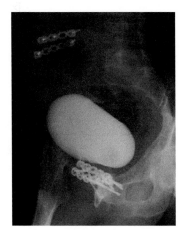

图4-39　膀胱区右后斜位标准影像

（吴佳芳　黄婵桃）

第五章

脊柱常用X线摄影检查

一、寰枢关节侧位

1.患者准备及体位　患者侧立或侧坐于摄影架前，两肩尽量下垂，一侧颈部紧贴探测器，头颅正中矢状面与探测器平行；头后仰，使听鼻线与地面平行。

2.照射范围　包括第1、2颈椎的上、下缘。中心线经外耳孔下方2cm处垂直射入探测器（图5-1）。摄影条件见表5-1。

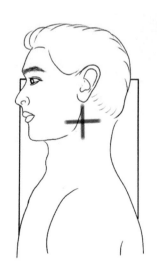

图5-1　寰枢关节侧位摄影体位（立位）
定位线（"十"字线）如图

表5-1　寰枢关节侧位摄影条件

体位	管电压（kV）	管电流（mAs）	SID（cm）	焦点	照射野（cm）	滤线栅
寰枢关节侧位	65±5	18～25	100	小	13×18	＋

3.标准影像　寰枕关节及上部颈椎呈侧位显示于图像正中，关节间隙及骨质结构清晰显示（图5-2）。

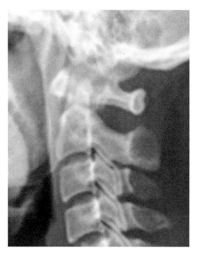

图5-2　寰枢关节侧位标准影像

二、寰枢椎张口位

1.患者准备及体位　患者站立于摄影架前或仰卧于摄影台上，双上肢放在身旁，头颅正中矢状面垂直于台面并与台面中线重合；头稍后仰，使上颌切牙咬合面与乳突尖端连线垂直于台面；曝光时患者口尽量张大并发"啊"音（不能持久张口者可在上、下切牙之间放一干燥的软木塞或泡沫块）；口腔装有活动性义齿者，摄影时应取下，避免与颈椎影像重叠。

2.照射范围　包括第1、2颈椎的上、下缘。中心线经两口角连线中点垂直射入探测器（如图5-3）。摄影条件见表5-2。

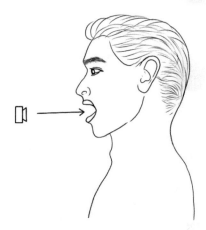

图5-3　寰枢椎张口位摄影体位（立位）

中心线垂直两口角连线中点射入（箭头）

表5-2　寰枢椎张口位摄影条件

体位	管电压（kV）	管电流（mAs）	SID（cm）	焦点	照射野（cm）	滤线栅
寰枢椎张口位	65±5	18～25	100	小	13×18	＋

3.标准影像　第1、2颈椎于上、下齿列之间显示，第2颈椎位于其正中；上中切牙牙冠与枕骨底部重叠，第2颈椎齿突不与枕骨重叠，单独清晰显示；齿突与第1颈椎两侧块间隙对称，寰枢关节呈切线状显示（图5-4）。

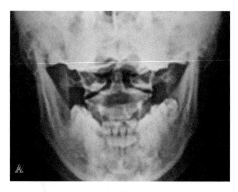

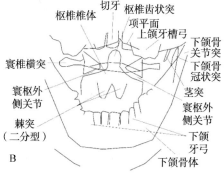

图5-4　寰枢椎张口位标准影像（A）及解剖（B）

三、颈椎正位

1.患者准备及体位　患者站立于摄影架前或仰卧于摄影台上，身体正中矢状面对准探测器中线并垂直于探测器平面；头稍后仰，使上颌切牙咬合面至乳突尖端连线垂直于探测器，两臂置于身旁；曝光时嘱患者屏气，头颅不动，仅下颌做快速均匀的张口、闭口运动，并采用长时间（3～5秒）、低毫安进行曝光。

2.照射范围　包括整个颈椎的上、下缘。中心线对准甲状软骨上2cm，垂直射入探测器（图5-5）。摄影条件见表5-3。

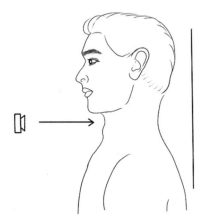

图5-5　颈椎正位摄影体位（立位）

中心线对准甲状软骨上2cm，垂直射入（箭头）

表5-3　颈椎正位摄影条件

体位	管电压 （kV）	管电流 （mAs）	SID （cm）	焦点	照射野 （cm）	滤线栅
颈椎正位	70±5	18～25	100	小	20×25	+

3.标准影像　显示全部颈椎正位影像；颈椎棘突位于椎体正中，横突左右对称显示，颈椎骨质、间隙与钩突关节显示清晰，椎骨纹理清晰；下颌骨模糊不清，并与上部颈椎重叠（图5-6）。

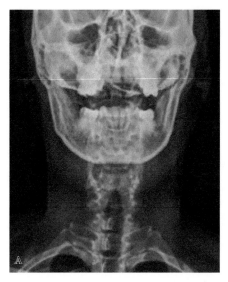

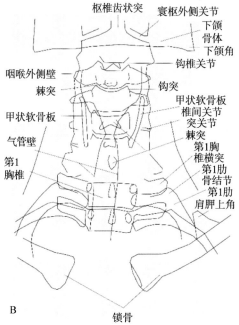

图5-6　颈椎正位标准影像（A）及解剖（B）

四、颈椎侧位

1.患者准备及体位　患者侧立于摄影架前，两足分开，身体站稳，外耳孔与肩峰连线位于探测器中心；头部后仰，下颌前伸，头颈部正中矢状面平行于摄影架面板，上颌切牙咬合面与乳突尖端连线与水平面平行；双肩尽量下垂，必要时辅以外力向下牵引。

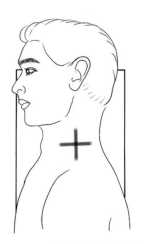

图5-7　颈椎侧位摄影体位
定位线（"十"字线）如图

2.照射范围　上界包括外耳孔，下界包括肩峰。中心线经甲状软骨平面颈部前后连线中点垂直射入探测器（图5-7）。摄影条件见表5-4。

表5-4　颈椎侧位摄影条件

体位	管电压（kV）	管电流（mAs）	SID（cm）	焦点	照射野（cm）	滤线栅
颈椎侧位	70±5	18～25	100	小	20×25	＋

3.标准影像　显示全部颈椎侧位影像，第1～7颈椎显示于图像正中；各椎体前、后缘均无双缘现象；椎体骨质、各椎间隙及椎间关节显示清晰；下颌骨不与椎体重叠；气管、颈部软组织层次清楚（图5-8）。

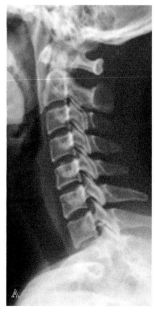

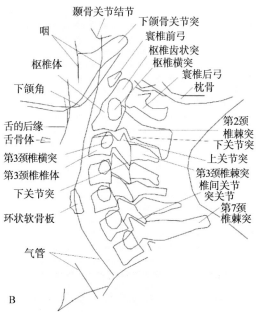

颞骨关节结节

下颌骨关节突

咽

寰椎前弓

枢椎齿状突

枢椎体

枢椎横突

下颌角

寰椎后弓

枕骨

舌的后缘

第2颈

舌骨体

椎棘突

第3颈椎横突

下关节突

第3颈椎椎体

上关节突

下关节突

第3颈椎棘突

椎间关节

环状软骨板

突关节

第7颈

椎棘突

气管

B

图5-8　颈椎侧位标准影像（A）及解剖（B）

五、颈椎后前斜位

1.**患者准备及体位**　患者取站立位或坐位，面向探测器，下颌前伸，略抬头，上肢尽量下垂；患者肩部贴近探测器，身体冠状面与探测器成60°，头部冠状面与探测器成45°，使上、下颈椎倾斜角度略有偏转；如果患者无法站立，则取俯卧位，俯卧于摄影台上，下颌稍向下倾，使颈椎长轴与探测器平行，然后将对侧肩部及髋部抬起，膝部和肘部弯曲支撑身体；患者前额靠近台面，使颈部和躯干与台面成45°；球管中心线向足侧倾斜15°，于第3颈椎椎体下缘射入探测器中心；后前斜位观察同侧椎间孔，前后斜位观察对侧椎间孔，左、右标记应注明清楚。

2.**照射范围**　上界超过外耳孔2cm，下界包括第1胸椎，两侧含颈部软组织。中心线向足侧倾斜15°～20°，经甲状软骨水平面颈部斜位中点射入探测器（图5-9）。摄影条件见表5-5。

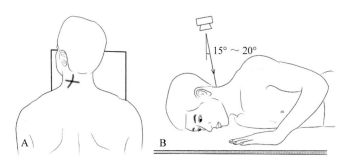

图5-9　颈椎后前斜位摄影体位

A.立位，定位线（"十"字线）如图；B.俯卧位，中心线向足侧倾斜15°～20°（箭头）

表5-5　颈椎后前斜位摄影条件

体位	管电压 （kV）	管电流 （mAs）	SID （cm）	焦点	照射野 （cm）	滤线栅
颈椎后前斜位	70±5	18～25	100	小	20×25	＋

3.标准影像　显示颈椎斜位影像，第1～7颈椎显示于图像正中；近检测椎间孔、椎弓根显示清晰，椎间孔显示于椎体与棘突之间，椎弓根位于椎体正中；椎体骨质、各椎间隙及椎间关节显示清晰，下颌骨不与椎体重叠；后前斜位观察同侧椎间孔（图5-10）。

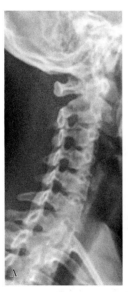
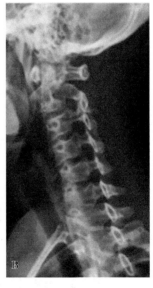

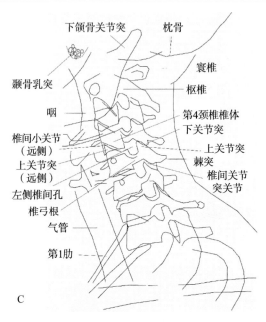

图5-10　颈椎左、右后前斜位标准影像（A、B）及解剖（C）

六、颈椎过伸侧位

1.患者准备及体位　患者侧立于探测器前，双手自然下垂，头尽量后仰，颈椎前、后缘位于探测器中间。

2.照射范围　上界超出枕外隆凸，下界包括第2胸椎。中心线对准第4颈椎垂直摄入探测器（图5-11）。摄影条件见表5-6。

表5-6　颈椎过伸侧位摄影条件

体位	管电压（kV）	管电流（mAs）	SID（cm）	焦点	照射野（cm）	滤线栅
颈椎过伸侧位	70±5	18～25	100	小	20×25	+

3.标准影像　第1～7颈椎显示于图像正中；下颌角不与椎体重叠，各椎间隙及椎间关节显示清晰、边缘锐利；气管、颈部软组织与椎体层次可辨认，椎体骨小梁清晰显示（图5-12）。

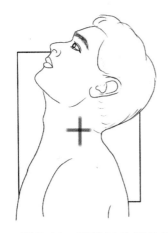

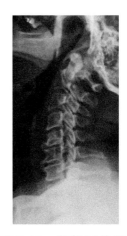

图5-11　颈椎过伸侧位摄影体位

定位线（"十"字线）如图

图5-12　颈椎过伸侧位标准影像

七、颈椎过屈侧位

1.患者准备及体位　患者侧立于摄影架探测器前，双手自然下垂，头尽量俯屈，颈椎前、后缘包括在探测器中间。

2.照射范围　上界超出枕外隆凸，下界包括第2胸椎。中心线对准第4颈椎垂直摄入探测器（图5-13）。摄影条件见表5-7。

表5-7　颈椎过屈侧位摄影条件

体位	管电压（kV）	管电流（mAs）	SID（cm）	焦点	照射野（cm）	滤线栅
颈椎过屈侧位	70±5	18～25	100	小	20×25	+

3.标准影像　第1～7颈椎序列以正常生理曲度显示于图像正中，下颌角不与椎体重叠；各椎间隙及椎间关节显示清晰、边缘锐利，气管、颈部软组织与椎体层次可辨认；椎体骨小梁清晰显示（图5-14）。

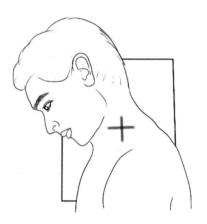

图5-13　颈椎过屈侧位摄影体位
定位线（"十"字线）如图

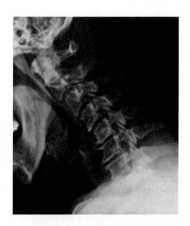

图5-14　颈椎过屈侧位标准影像

（杨蔓蔓）

八、胸椎正位

1.患者准备及体位　患者仰卧在摄影台上，背部贴紧台面，双臂自然放于身旁，双膝并拢，两足紧贴台面，使身体正中矢状面垂直床面并对准探测器中线。平静呼吸下屏气曝光。

2.照射范围　上界包括第7颈椎，下界包括第1腰椎。中心线对准第6胸椎（胸骨角与剑突连线中点）垂直射入（图5-15）。摄影条件见表5-8。

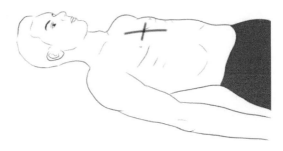

图5-15　胸椎正位摄影体位

定位线（"┼"字线）如图

表5-8　胸椎正位摄影条件

体位	管电压 （kV）	管电流 （mAs）	SID （cm）	焦点	照射野 （cm）	滤线栅
胸椎正位	80±5	25～40	100	大	15×43	＋

3.标准影像　第1～12胸椎前后位影像在图像正中清楚显示，胸锁关节、横突、肋骨对称投影于椎体两侧；棘突序列的显示位于椎体正中；两侧横突、椎弓根对称显示，各椎间隙显示清楚，椎体骨小梁显示清晰（图5-16）。

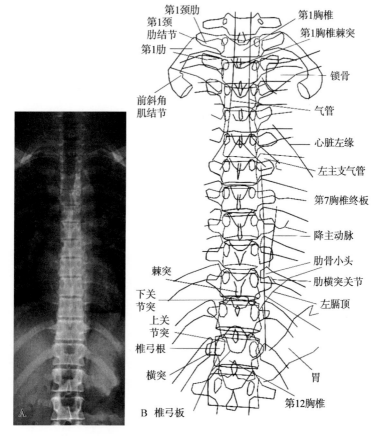

第1颈肋
第1颈肋结节
第1肋
前斜角肌结节
第1颈椎
第1胸椎
第1胸椎棘突
锁骨
气管
心脏左缘
左主支气管
第7胸椎终板
降主动脉
肋骨小头
肋横突关节
左膈顶
胃
第12胸椎
棘突
下关节突
上关节突
椎弓根
横突
B 椎弓板

图5-16　胸椎正位标准影像（A）及解剖（B）

九、胸椎侧位

1.患者准备及体位　患者侧卧于摄影台上，双臂上举抱头，双髋、双膝屈曲以支撑身体，椎体与台面中线平行。重点观察膈上胸椎时，深吸气后屏气曝光；重点观察膈下胸椎时，深呼气后曝光。

2.照射范围　上界包括第7颈椎，下界包括第1腰椎。中心线对准第6胸椎垂直射入（图5-17）。摄影条件见表5-9。

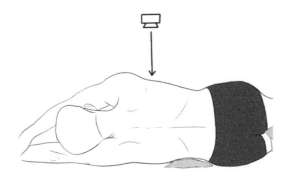

图5-17　胸椎侧位摄影体位

中心线对准第6胸椎垂直射入（箭头）

表5-9　胸椎侧位摄影条件

体位	管电压 （kV）	管电流 （mAs）	SID （cm）	焦点	照射野 （cm）	滤线栅
胸椎 侧位	80±5	60～80	100	大	15×43	+

3.标准影像　第1～3胸椎显示欠佳，其余椎体清晰显示在图像正中；胸椎略弯曲，不与肱骨重叠，椎体呈切线位显示，无双边影；后肋相互重叠，影像显示清晰，椎体骨小梁显示清晰（图5-18）。

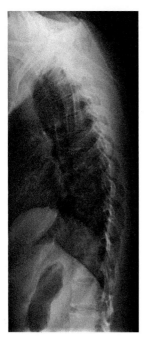

图5-18　胸椎侧位标准影像

十、腰椎正位（前后位）

　　1.患者准备及体位　患者仰卧于摄影台上，双髋、双膝弯曲，背部紧贴台面，双手自然放于身旁。平静呼吸下屏气曝光。

　　2.照射范围　上界包括第12胸椎，下界包括腰骶关节。中心线对准第3腰椎（脐上3cm）垂直射入（图5-19）。摄影条件见表5-10。

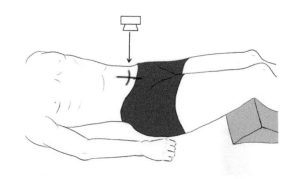

图5-19　腰椎正位摄影体位

定位线（"十"字线）如图。中心线对准第3腰椎（箭头）射入

表5-10　腰椎正位（前后位）摄影条件

体位	管电压（kV）	管电流（mAs）	SID（cm）	焦点	照射野（cm）	滤线栅
腰椎正位	75±5	25～40	100	大	15×38	+

　　3.标准影像　第1～5腰椎显示在图像正中，腰大肌、骶髂关节、髂骨关节显示清晰；各椎间隙显示清晰，第3腰椎椎体各缘呈切线状显示，无双边影；棘突

序列显示于图像正中，两侧横突及椎弓根左右对称，边缘锐利，椎体骨小梁显示清晰（图5-20）。

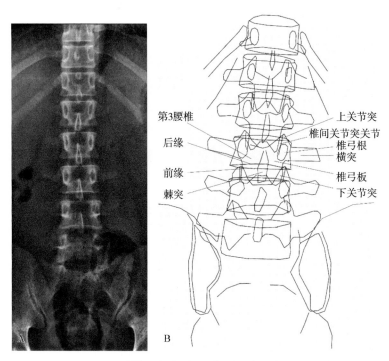

第3腰椎　　　　　　　　　　上关节突
　　　　　　　　　　　　椎间关节突关节
后缘　　　　　　　　　　　　椎弓根
　　　　　　　　　　　　　　横突
前缘　　　　　　　　　　　　椎弓板
棘突　　　　　　　　　　　　下关节突

图5-20　腰椎正位标准影像（A）及解剖（B）

十一、腰椎侧位

1.患者准备及体位　患者侧卧于摄影台上，双臂上举抱头，双髋、双膝弯曲并拢以支撑身体，使脊柱长轴与台面平行，背侧垂直台面。平静呼吸下屏气曝光。

2.照射范围　上界包括第12胸椎，下界包括腰骶关节。中心线对准第3腰椎（髂嵴上方3cm）垂直射入

（图5-21）。摄影条件见表5-11。

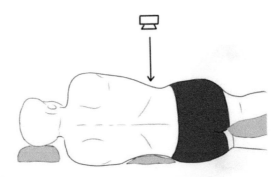

图5-21　腰椎侧位摄影体位

中心线对准第3腰椎垂直射入（箭头）

表5-11　腰椎侧位摄影条件

体位	管电压 （kV）	管电流 （mAs）	SID （cm）	焦点	照射野 （cm）	滤线栅
腰椎侧位	90±10	80～120	100	大	15×38	+

3.标准影像　第1～5腰椎显示在图像正中；椎间盘显示清晰，椎体重叠良好，边缘锐利，无双边影；横突、棘突、上下关节突、腰骶关节显示清晰；椎体骨小梁显示清晰（图5-22）。

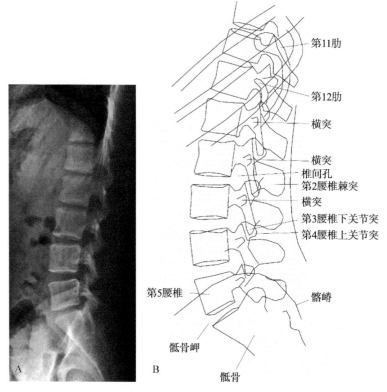

图5-22　腰椎侧位标准影像（A）及解剖（B）

十二、腰椎（前后）斜位

1.患者准备及体位　患者仰卧于摄影台上，身体倾斜，被检侧背部紧靠台面，对侧抬高，使冠状面与床面成45°，被检侧下肢弯曲，对侧伸直，双臂上举抱头。平静呼吸下屏气曝光。

2.照射范围　上界包括第12胸椎，下界包括腰骶关节。中心线对准脐上方3cm处与对侧腰部外缘连线中点处垂直射入（图5-23）。摄影条件见表5-12。

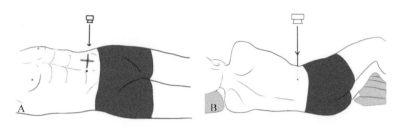

图5-23　腰椎斜位摄影体位

A.前视图；B.后视图

中心线对准脐上方3cm处与对侧腰部外缘连线中点垂直射入（箭头）

表5-12　腰椎（前后）斜位摄影条件

体位	管电压（kV）	管电流（mAs）	SID（cm）	焦点	照射野（cm）	滤线栅
腰椎（前后）斜位	90±10	40	100	大	15×38	+

3.标准影像　腰椎与骶髂关节呈斜位显示于图像正中；被检侧椎间隙呈切线状投射于椎体后1/3处；远侧横突、椎弓，近侧横突、椎弓，远侧上、下关节突及近侧下关节突组成的"小狗影"显示在椎体中（图5-24）。

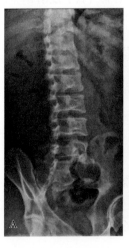
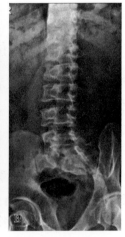

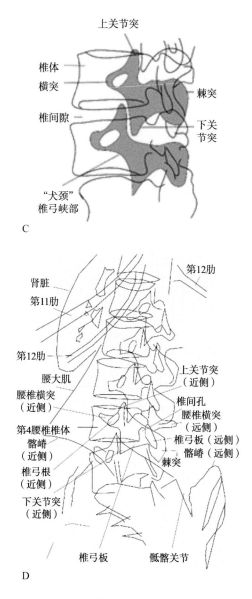

上关节突

椎体
横突

椎间隙

棘突

下关
节突

"犬颈"
椎弓峡部

C

肾脏
第11肋

第12肋

第12肋

腰大肌

腰椎横突
（近侧）

第4腰椎椎体
髂嵴
（近侧）

椎弓根
（近侧）

下关节突
（近侧）

上关节突
（近侧）

椎间孔
腰椎横突
（远侧）

椎弓板（远侧）
髂嵴（远侧）

棘突

椎弓板

骶髂关节

D

图5-24　腰椎斜位标准影像及解剖

A.左斜位；B.右斜位；C.远侧上、下关节突及近侧下关节突组成的"小狗影"；D.解剖

十三、腰椎过伸侧位

1. 患者准备及体位　患者侧坐于摄影板前，弯背向后伸展，腰部尽量向前凸。平静呼吸下屏气曝光。

2. 照射范围　上界包括第12胸椎，下界包括腰骶关节。中心线对准第3腰椎（髂嵴上方3cm）垂直射入（图5-25）。摄影条件见表5-13。

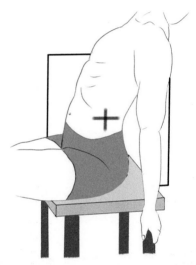

图5-25　腰椎过伸侧位摄影体位

定位线（"十"字线）如图

表5-13　腰椎过伸侧位摄影条件

体位	管电压（kV）	管电流（mAs）	SID（cm）	焦点	照射野（cm）	滤线栅
腰椎过伸侧位	90±5	80～120	100	大	15×38	+

3. 标准影像　第1～5腰椎显示于图像正中，腰大

肌、骶髂关节、髂骨关节显示清晰；各椎间隙显示清晰，第3腰椎椎体各缘呈切线状显示，无双边影；横突、棘突、上下关节突、腰骶关节显示清晰。椎体骨小梁显示清晰（图5-26）。

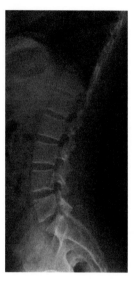

图5-26　腰椎过伸侧位标准影像

十四、腰椎过屈侧位

1.患者准备及体位　患者侧坐于摄影板前，弯背向前，腰部尽量向后凸。平静呼吸下屏气曝光。

2.照射范围　上界包括第12胸椎，下界包括腰骶关节。中心线对准第3腰椎（髂嵴上方3cm）垂直射入（图5-27）。摄影条件见表5-14。

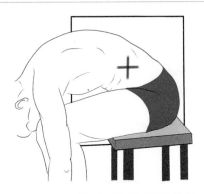

图5-27　腰椎过屈侧位摄影体位

定位线（"十"字线）如图

表5-14　腰椎过屈侧位摄影条件

体位	管电压（kV）	管电流（mAs）	SID（cm）	焦点	照射野（cm）	滤线栅
腰椎过屈侧位	90±5	80～120	100	大	15×38	+

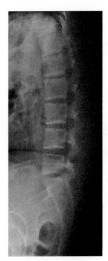

图5-28　腰椎过屈侧位标准影像

3.标准影像　第1～5腰椎显示于图像正中，腰大肌、骶髂关节、髂骨关节显示清晰；各椎间隙显示清晰，第3腰椎椎体各缘呈切线状显示，无双边影；横突、棘突、上下关节突、腰骶关节显示清晰。椎体骨小梁显示清晰（图5-28）。

十五、腰骶关节前后位（正位）

1.患者准备及体位　患者仰卧于摄影台上，双膝稍并拢，双臂自然放于身旁。平静呼吸下屏气曝光。

2.照射范围　上界包括第4腰椎，下界包括骶椎。中心线向头侧倾斜5°～15°，对准两侧髂前上棘连线中点处射入（图5-29）。摄影条件见表5-15。

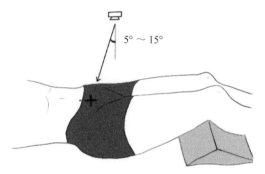

图5-29　腰骶关节前后位摄影体位

中心线向头侧倾斜5°～15°（箭头）

表5-15　腰骶关节前后位（正位）摄影条件

体位	管电压（kV）	管电流（mAs）	SID（cm）	焦点	照射野（cm）	滤线栅
腰骶关节前后位（正位）	80±5	25～40	100	大	20×25	＋

3.标准影像　腰骶关节的关节间隙呈切线位显示；腰椎棘突序列显示于图像正中，两侧横突及椎弓根左右对称；第5腰椎、骶骨小梁显示清晰。

十六、腰骶关节侧位

1.患者准备及体位　患者侧卧于摄影台上，双手上举抱头，双膝弯曲，背部与台面垂直。

2.照射范围　上界包括第4腰椎，下界包括骶椎及双侧骶髂关节。中心线对准正中冠状面与髂前上棘交叉处垂直射入（图5-30）。摄影条件见表5-16。

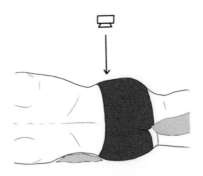

图5-30　腰骶关节侧位摄影体位
中心线对准正中冠状面与髂前上棘交叉处垂直射入（箭头）

表5-16　腰骶关节侧位摄影条件

体位	管电压（kV）	管电流（mAs）	SID（cm）	焦点	照射野（cm）	滤线栅
腰骶关节侧位	90±5	80～120	100	大	20×25	+

3.标准影像　腰骶关节的关节间隙呈切线位显示；第5腰椎、骶椎骨小梁显示清晰。

（张梓雄）

十七、骶椎正位

1.患者准备及体位 患者仰卧于摄影台上，身体正中矢状面垂直于台面，并与台面中线重合，双下肢伸直，两足趾并拢，并在膝下垫支持物。

2.照射范围 上界包括第4腰椎，下界包括尾椎。中心线向头侧倾斜15°～20°，对准耻骨联合上缘3.0cm处射入探测器（图5-31）。摄影条件见表5-17。

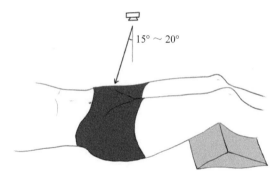

图5-31 骶椎正位摄影体位

中心线向头侧倾斜15°～20°（箭头）

表5-17 骶椎正位摄影条件

体位	管电压（kV）	管电流（mAs）	SID（cm）	焦点	照射野（cm）	滤线栅
骶椎正位	70±5	25～40	100	大	20×25	＋

3.标准影像 图像包括全部骶椎及腰骶关节，骶正中嵴位于图像正中；骶椎孔及骶髂关节左右对称；耻骨联合部不与骶椎重叠；无肠内容物与骶椎重叠，骶椎骨纹理清晰可见（图5-32）。

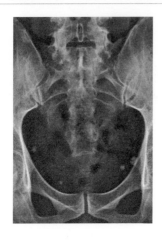

图 5-32　骶椎正位
标准影像

十八、尾椎正位

1.患者准备及体位　患者仰卧于摄影台上，身体正中矢状面垂直于台面，并与台面中线重合，双下肢伸直，两足趾并拢，在膝下垫支持物。

2.照射范围　上界包括髂骨嵴，下界超出耻骨联合。中心线向足侧倾斜10°，对准两侧髂前上棘连线中点射入探测器（图5-33）。摄影条件见表5-18。

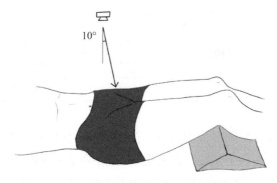

图 5-33　尾椎正位摄影体位
中心线向足侧倾斜10°（箭头）

表5-18　尾椎正位摄影条件

体位	管电压（kV）	管电流（mAs）	SID（cm）	焦点	照射野（cm）	滤线栅
尾椎正位	70±5	25～40	100	大	20×25	+

3.标准影像　图像包括全部尾椎，并在图像正中显示；耻骨联合部不与尾椎重叠；无肠内容物与尾椎重叠，骨纹理清晰可见（图5-34）。

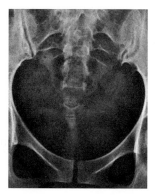

图5-34　尾椎正位
标准影像

十九、骶尾椎侧位

1.患者准备及体位　患者侧卧于摄影台上，双下肢屈曲，膝部上移，骶尾部后平面垂直于台面，腰部垫棉垫使骶、尾骨正中矢状面与台面平行，并置于探测器范围内。

2.照射范围　上界包括第5腰椎，下界包括全部尾椎。中心线对准髂后下棘前方8cm处，垂直射入探测器中心（图5-35）。摄影条件见表5-19。

表5-19 骶尾椎侧位摄影条件

体位	管电压 （kV）	管电流 （mAs）	SID （cm）	焦点	照射野 （cm）	滤线栅
骶尾椎侧位	80±5	60～80	100	大	20×25	＋

3.标准影像 骶尾椎及腰骶关节位于图像正中，边界明确，其椎体各节易于分辨；骶椎两侧无名线重叠为单一致密线；腰骶关节及骶尾关节间隙清晰可见（图5-36）。

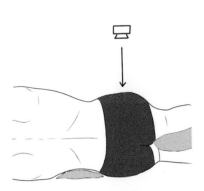

图5-35 骶尾椎侧位摄影体位
中心线对准髂后下棘前方8cm处垂直射入（箭头）

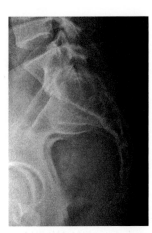

图5-36 骶尾椎侧位标准影像

二十、全脊柱站立正位

1.患者准备及体位 患者呈标准解剖学姿势直立于脚踏板中心，背靠摄影架，体部两侧不超出摄影架左右边缘，尽量保持骨盆在同一水平，保持下肢不动。

2.照射范围　上界超过第1颈椎，下界包括耻骨联合下缘。中心线经第10～11胸椎水平射入（图5-37）。摄影条件见表5-20。

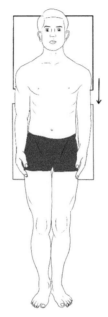

图5-37　全脊柱站立正位摄影体位

探测器自头向足侧移动（箭头）

表5-20　全脊柱站立正位摄影条件

体位	管电压（kV）	管电流（mAs）	SID（cm）	焦点	照射野（cm）	滤线栅
全脊椎站立正位	85±5	40～60	300	大	35×43	＋

3.标准影像　无异物影像（评估摄影前准备）；第1颈椎至骶尾骨完整显示于图像正中（评估检查范围）；显示脊柱全长的正位影像（评估体位）；脊柱各椎体清晰显示，周围软组织清楚显示（评估曝光条件）（图5-38）。

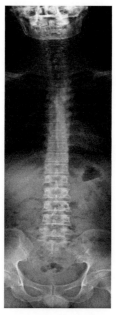

图5-38　全脊柱
站立正位标准影像

二十一、全脊柱站立侧位

1.患者准备及体位　患者侧立于脚踏板中心，双臂向前屈曲，双手握拳平下颌平面，侧面靠近摄影架，身体前后不超出摄影架左右边缘，双足分开站稳。

2.照射范围　上界超过第1颈椎，下界包括耻骨联合下缘。中心线经第10～11胸椎水平射入（图5-39）。摄影条件见表5-21。

表5-21 全脊柱站立侧位摄影条件

体位	管电压（kV）	管电流（mAs）	SID（cm）	焦点	照射野（cm）	滤线栅
全脊椎站立侧位	90±5	80～120	300	大	35×43	+

3.标准影像 无异物影像（评估摄影前准备）；第1颈椎至骶尾骨完整显示于图像正中（评估检查范围）；显示脊柱全长的侧位影像（评估体位）；脊柱各椎体的清晰显示，周围软组织清楚显示（评估曝光条件）（图5-40）。

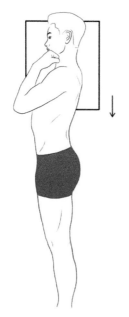

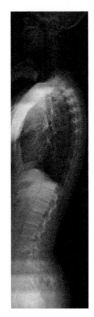

图5-39 全脊柱站立侧位摄像体位
探测器自头向足侧移动（箭头）

图5-40 全脊柱站立侧位标准影像

（许 娟）

第六章

上肢骨关节X线摄影检查

一、手后前位

1.患者准备及体位　患者侧坐于摄影台的一侧，被检侧手掌心向下贴近摄影台面，五指自然分开，第3掌骨头置于探测器中心。

2.照射范围　包含整个手掌。中心线对准第3掌骨头垂直射入探测器中心；如若同时摄取双手，中心线经两手之间的中点射入探测器（图6-1）。摄影条件见表6-1。

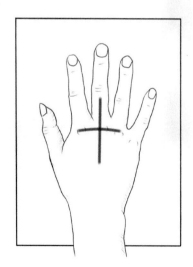

图6-1　手后前位摄影体位

定位线（"十"字线）如图

表6-1　手后前位摄影条件

体位	管电压（kV）	管电流（mAs）	SID（cm）	焦点	照射野（cm）	滤线栅	摄影距离（cm）
手后前位	50±5	3～4	100	小	24×18	-	75～100

3.标准影像　全部掌指骨及腕关节均在图像内；第3掌指关节位于图像正中；第2～5掌指骨呈正位影像，拇指呈斜位像；掌骨及指骨远端骨纹理清晰可见，软组织轮廓显示清晰（图6-2）。

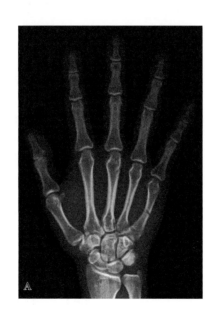

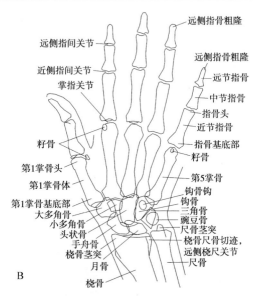

远侧指间关节
近侧指间关节
掌指关节
籽骨
第1掌骨头
第1掌骨体
第1掌骨基底部
大多角骨
小多角骨
头状骨
手舟骨
桡骨茎突
月骨
桡骨

远侧指骨粗隆
远侧指骨粗隆
远节指骨
中节指骨
指骨头
近节指骨
指骨基底部
籽骨
第5掌骨
钩骨钩
钩骨
三角骨
豌豆骨
尺骨茎突
桡骨尺骨切迹，
远侧桡尺关节
尺骨

B

图6-2　手后前位标准影像（A）及解剖（B）

二、手掌下斜位

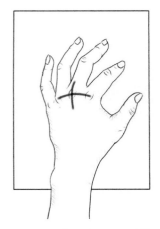

图6-3　手掌下斜位摄影体位

定位线（"十"字线）如图

1.患者准备及体位　患者侧坐于摄影台的一侧，被检侧的手掌心向下，五指均匀分开，手指内旋，指尖触及摄影台面，使掌心面与探测器约成45°，第3掌骨头置于探测器中心。

2.照射范围　包含整个手掌。中心线对准第3掌骨头，垂直射入探测器中心（图6-3）。摄影条件见表6-2。

表6-2　手掌下斜位摄影条件

体位	管电压（kV）	管电流（mAs）	SID（cm）	焦点	照射野（cm）	滤线栅	摄影距离（cm）
手掌下斜位	50±5	3～4	100	小	24×18	-	75～100

3. 标准影像　全部掌指骨及腕关节均在图像内，第3掌指关节位于图像正中；拇指呈侧位，其他掌指骨呈斜位影像，其中第1～3掌骨分开，第4、5掌骨近端略微重叠；全部掌指骨骨纹理清晰可见，软组织层次显示良好（图6-4）。

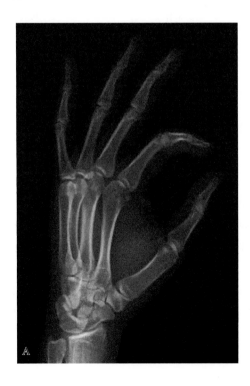

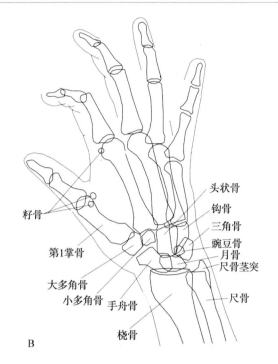

籽骨

第1掌骨

大多角骨

小多角骨　手舟骨

桡骨

头状骨

钩骨

三角骨

豌豆骨

月骨

尺骨茎突

尺骨

B

图6-4　手掌下斜位标准影像（A）及解剖（B）

三、拇指正位

1.患者准备及体位　患者侧坐于摄影台的一侧，被检侧手及前臂极度内转使掌心向上，拇指背侧贴近摄影台面，其余四指伸直，拇指掌指关节置于探测器中心；也可用对侧手将其控制住，避免其他手指与拇指重叠。

2.照射范围　包含拇指。中心线对准拇指的掌指关节，垂直射入探测器中心（图6-5）。摄影条件见表6-3。

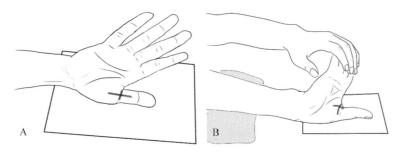

图6-5 拇指正位摄影体位（A、B）

A.摆位方法一；B.摆位方法二。定位线（"十"字线）如图

表6-3 拇指正位摄影条件

体位	管电压（kV）	管电流（mAs）	SID（cm）	焦点	照射野（cm）	滤线栅	摄影距离（cm）
拇指正位	45±5	3～4	100	小	9×12	-	75～100

3.标准影像 拇指及第1掌指骨位于图像中央，呈正位影像；骨小梁清晰显示，周围软组织清楚显示（图6-6）。

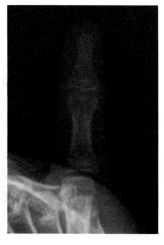

图6-6 拇指正位标准影像

四、拇指侧位

1.患者准备及体位　患者侧坐于摄影台的一侧，被检侧拇指外侧贴近探测器，其余四指尽量外展伸出摄影范围内，亦可弯曲呈半握拳状，以支撑拇指防止抖动，拇指的指掌关节置于探测器中心。

2.照射范围　包含拇指。中心线对准拇指的指掌关节，垂直射入探测器中心（图6-7）。摄影条件见表6-4。

表6-4　拇指侧位摄影条件

体位	管电压（kV）	管电流（mAs）	SID（cm）	焦点	照射野（cm）	滤线栅	摄影距离（cm）
拇指侧位	45±5	3～4	100	小	9×12	－	75～100

3.标准影像　拇指指骨及第1掌骨位于图像中央，拇指呈侧位影像，显示被检侧拇指骨质及软组织影像（图6-8）。

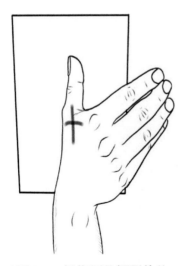

图6-7　拇指侧位摄影体位
定位线（"十"字线）如图

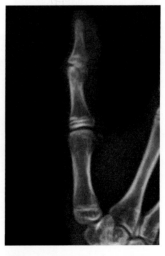

图6-8　拇指侧位标准影像

五、腕关节后前位

1.**患者准备及体位**　患者侧坐于摄影台的一侧，被检侧手呈半握拳，掌面向下贴近探测器，尺骨、桡骨茎突连线中点置于探测器中心。

2.**照射范围**　包含腕关节。中心线对准尺骨、桡骨茎突连线中点，并且垂直射入探测器。若同时摄取双侧腕关节，则中心线对准双腕中点（图6-9）。摄影条件见表6-5。

表6-5　腕关节后前位摄影条件

体位	管电压 （kV）	管电流 （mAs）	SID （cm）	焦点	照射野 （cm）	滤线栅	摄影距离 （cm）
腕关节后前位	50±5	3～4.5	100	小	18×12	-	75～100

3.**标准影像**　腕关节诸骨及尺骨、桡骨远端，以及掌骨近端呈正位影像；掌腕关节及桡腕关节间隙显示清晰，诸骨纹理及周围软组织清晰可见（图6-10）。在腕关节常见副骨，其常见部位见图6-11，不要误认为异常。

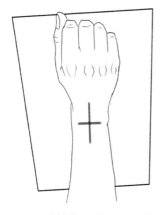

图6-9　腕关节后前位摄影体位
定位线（"十"字线）如图

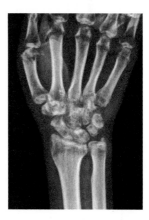

图6-10　腕关节后前位标准影像

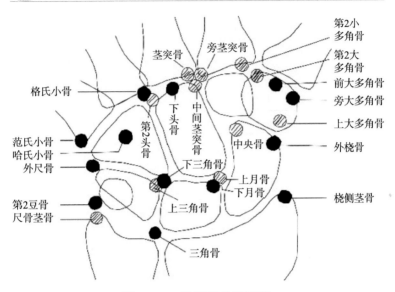

图6-11 常见腕关节副骨

●掌侧副骨；◑背侧副骨

六、腕关节侧位

1.患者准备及体位 患者侧坐于摄影台的一侧，被检侧的手指和前臂侧放，第5掌骨和前臂尺侧贴近摄影台面，尺骨茎突置于探测器中心。

2.照射范围 包含腕关节。中心线对准桡骨茎突，并且垂直射入探测器（图6-12）。摄影条件见表6-6。

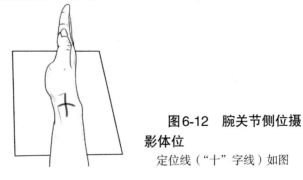

图6-12 腕关节侧位摄影体位

定位线（"十"字线）如图

表6-6 腕关节侧位摄影条件

体位	管电压（kV）	管电流（mAs）	SID（cm）	焦点	照射野（cm）	滤线栅	摄影距离（cm）
腕关节侧位	52±5	4～6	100	小	18×12	－	75～100

3.标准影像 腕骨、掌骨近端和尺骨、桡骨远端呈侧位影像，腕骨重叠较多，月骨显示较为清晰，腕部背侧及掌侧软组织影像显示良好（图6-13）。

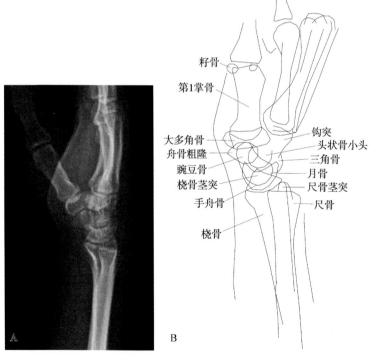

图6-13 腕关节侧位标准影像（A）及解剖（B）

七、腕关节外展位

1. 患者准备及体位　患者面向摄影台就坐，掌心向下，手掌尽量向尺侧偏移，腕部可用沙袋垫高20°，尺骨及桡骨茎突连线中点置于探测器中心。

2. 照射范围　包含腕关节。中心线对准尺骨和桡骨茎突连线中心并且垂直射入探测器（图6-14）。摄影条件见表6-7。

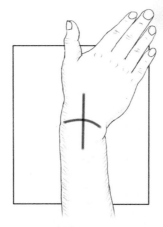

图6-14　腕关节外展位摄影体位

定位线（"十"字线）如图

表6-7　腕关节外展位摄影条件

体位	管电压（kV）	管电流（mAs）	SID（cm）	焦点	照射野（cm）	滤线栅	摄影距离（cm）
腕关节外展位	50±5	3～4.5	100	小	18×12	-	75～100

3. 标准影像　显示为舟骨长轴展开影像，与其他骨的临界面清晰可见；影像包含掌指骨近端与尺骨、桡骨

远端，舟骨呈标准正位显示；骨小梁及周围软组织清楚显示（图6-15）。

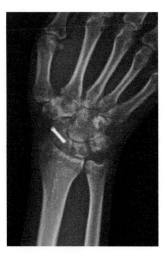

图6-15　腕关节外展位标准影像

八、前臂正位

1.患者准备及体位　患者侧坐于摄影台一侧，前臂伸直，掌心向上，背侧贴近探测器，前臂长轴与探测器长轴平行，前臂中点置于探测器中心。

2.照射范围　上缘包括肘关节，下缘包括腕关节。中心线对准前臂中点并且垂直射入探测器（图6-16）。摄影条件见表6-8。

表6-8　前臂正位摄影条件

体位	管电压（kV）	管电流（mAs）	SID（cm）	焦点	照射野（cm）	滤线栅	摄影距离（cm）
前臂正位	52±3	4～5	100	小	20×40	-	75～100

3.标准影像　尺骨、桡骨，以及邻近关节呈正位影像，软组织显示良好（图6-17）。

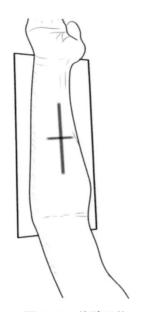

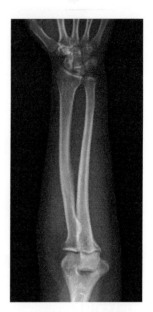

图6-16　前臂正位摄影体位
定位线（"十"字线）如图

图6-17　前臂正位标准影像

（丁　鹛）

九、前臂侧位

1.患者准备及体位　患者面向摄影台就坐，曲肘约成90°，前臂呈侧位，尺侧贴近摄影台面，肩部下移，尽量接近肘部高度。

2.照射范围　上界包括肘关节上1.5～2cm，下界包括腕关节。中心线对准前臂中点垂直射入探测器（图

6-18）。摄影条件见表6-9。

表6-9　前臂侧位摄影条件

体位	管电压（kV）	管电流（mAs）	SID（cm）	焦点	照射野（cm）	滤线栅	摄影距离（cm）
前臂侧位	55±3	4～5	100	小	20×40	－	75～100

3.标准影像　影像显示尺骨、桡骨、腕关节和（或）肘关节侧位影像；布局合理，图像包括腕关节和（或）肘关节，至少应包括一个关节，尺骨、桡骨呈侧位影像；清晰显示骨小梁和周围软组织（图6-19）。

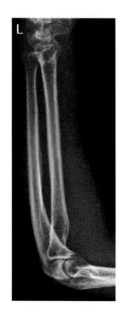

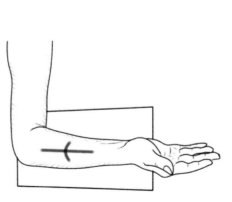

图6-18　前臂侧位摄影体位
定位线（"十"字线）如图

图6-19　前臂侧位标
准影像

十、肘关节正位

1.**患者准备及体位** 患者面向摄影台就坐，被检侧臂前伸，掌心向上，尺骨鹰嘴突置于探测器中心，肘部背侧紧靠探测器，肩部放低，尽量与肘关节相平。

2.**照射范围** 上界包括肱骨下段，下界包括尺桡骨上段。中心线对准肘关节（肘横纹中点）垂直射入探测器中心（图6-20）。摄影条件见表6-10。

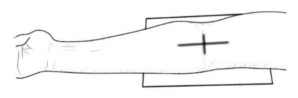

图6-20 肘关节正位摄影体位

定位线（"十"字线）如图

表6-10 肘关节正位摄影条件

体位	管电压（kV）	管电流（mAs）	SID（cm）	焦点	照射野（cm）	滤线栅	摄影距离（cm）
肘关节正位	55±3	5～6	100	小	24×18	-	75～100

3.**标准影像** 图像包括肱骨远端及尺骨、桡骨近端，其关节间隙显示在图像正中；肘关节面呈切线位显示，明确、锐利；鹰嘴窝位于肱骨内、外髁正中稍偏尺侧；肘关节诸骨纹理和周围软组织清楚可见（图6-21）。

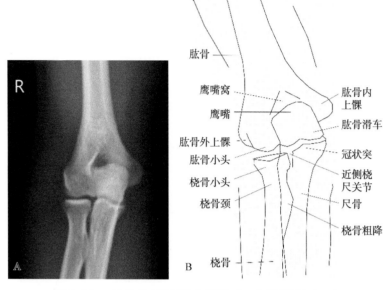

图6-21　肘关节正位标准影像（A）及解剖（B）

十一、肘关节侧位

1.患者准备及体位　患者面向摄影台侧坐，曲肘成90°～120°，肘关节内侧贴近摄影台面；手掌面对患者，拇指在上，尺侧朝下，肩部下移，尽量接近肘部高度。

2.照射范围　上界包括肱骨下段，下界包括尺骨、桡骨上段。中心线对准肘关节间隙垂直射入探测器（图6-22）。摄影条件见表6-11。

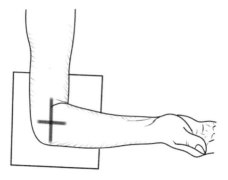

图 6-22　肘关节侧位摄影体位

定位线（"十"字线）如图

表 6-11　肘关节侧位摄影条件

体位	管电压（kV）	管电流（mAs）	SID（cm）	焦点	照射野（cm）	滤线栅	摄影距离（cm）
肘关节侧位	55±3	5～6	100	小	24×18	-	75～100

3.标准影像　肱骨远端与尺骨、桡骨近端成90°～120°；尺骨与肱骨的关节间隙显示明确、锐利；肱骨外髁重叠，呈圆形投影；肘关节诸骨纹理清晰，周围软组织层次分明（图6-23）。肘关节籽骨和副骨常见位置见图6-24。

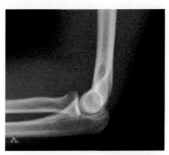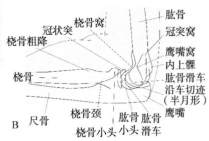

图 6-23　肘关节侧位标准影像（A）及解剖（B）

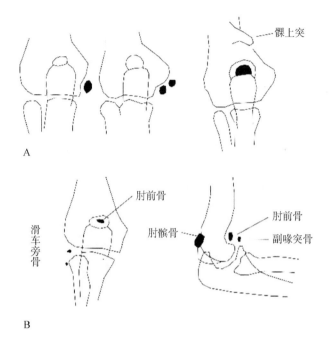

图6-24　肘关节常见籽骨及副骨

A.肘关节籽骨；B.肘关节副骨

十二、肱骨正位

1.患者准备及体位　患者仰卧于摄影台上，被检侧手臂伸直稍外展，掌心向上，对侧肩部稍垫高，使被检侧上臂尽量贴近探测器。

2.照射范围　上界包括肩关节，下界包括肘关节。中心线对准肱骨中点垂直射入探测器（图6-25）。摄影条件见表6-12。

表6-12　肱骨正位摄影条件

体位	管电压（kV）	管电流（mAs）	SID（cm）	焦点	照射野（cm）	滤线栅	摄影距离（cm）
肱骨正位	60±3	6～7	100	大	43×24	－	75～100

3.标准影像　显示肱骨正位影像；长轴与图像平行，至少包括一个邻近关节，软组织影像显示良好（图6-26）。

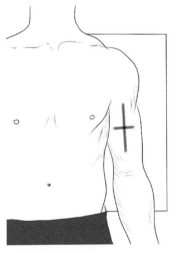

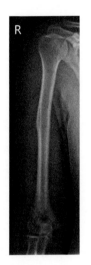

图6-25　肱骨正位摄影体位

定位线（"十"字线）如图

图6-26　肱骨正位标准影像

十三、肱骨侧位

1.患者准备及体位　患者仰卧于摄影台上，对侧肩部稍垫高，使被检侧上臂尽量贴近探测器；被检侧上臂与躯干稍分开，肘关节弯曲成90°，呈侧位姿势置于胸前，肱骨长轴与探测器长轴平行一致。

2.照射范围　上界包括肩关节，下界包括肘关节。中心线对准肱骨中点垂直射入探测器（图6-27）。摄影条件见表6-13。

表6-13　肱骨侧位摄影条件

体位	管电压（kV）	管电流（mAs）	SID（cm）	焦点	照射野（cm）	滤线栅	摄影距离（cm）
肱骨侧位	60±3	6～7	100	大	43×24	-	75～100

3.标准影像　显示肱骨侧位影像；长轴与图像长边平行，至少包括一个邻近关节，软组织影像显示良好（图6-28）。

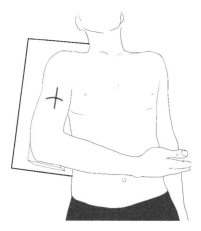

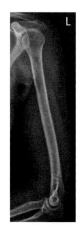

图6-27　肱骨侧位摄影体位
定位线（"十"字线）如图

图6-28　肱骨侧位标准影像

十四、肩关节正位

1.**患者准备及体位** 患者仰卧于摄影台上，被检侧肩胛骨喙突置于台面中线上；被检侧上肢向下伸直，掌心向上，对侧躯干稍垫高，使被检侧肩部贴近台面。

2.**照射范围** 上界包括肩上1.5～2cm，下界包括肩部软组织。中心线对准喙突垂直射入探测器（图6-29）。摄影条件见表6-14。

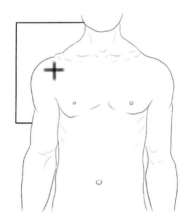

图6-29 肩关节正位摄影体位

定位线（"十"字线）如图

表6-14 肩关节正位摄影条件

体位	管电压（kV）	管电流（mAs）	SID（cm）	焦点	照射野（cm）	滤线栅	摄影距离（cm）
肩关节正位	70±5	AEC	100	大	35×28	＋	75～100

3.**标准影像** 图像包括肩关节诸骨，其关节位于图像正中或稍偏外显示；肩关节盂前后重合，呈切线位显

示，不与肱骨头重叠，关节间隙显示清晰；肱骨小结节位于肱骨头外1/3处；肱骨头、肩峰及锁骨纹理显示清晰，周围软组织层次可辨（图6-30）。肩关节副骨常见位置见图6-31。

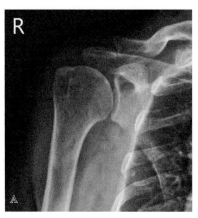

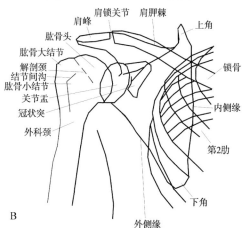

图6-30　肩关节正位标准影像（A）及解剖（B）

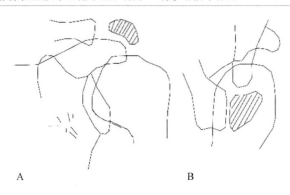

图6-31 肩关节常见副骨

A.前后位；B.轴位

十五、肩关节穿胸位

1.患者准备及体位 患者侧立于摄影架前，被检侧上臂外缘贴近摄影架面板；被检侧上肢及肩部尽量下垂，掌心向前，对侧上肢高举抱头，被检侧肱骨外科颈对准探测器中心。

2.照射范围 上界包括肩上1.2～2cm，下界包括肱骨上中段。中心线对准被检侧外科颈垂直射入探测器（图6-32）。摄影条件见表6-15。

表6-15 肩关节穿胸位摄影条件

体位	管电压（kV）	管电流（mAs）	SID（cm）	焦点	照射野（cm）	滤线栅	摄影距离（cm）
肩关节穿胸位	85±5	AEC	100	大	35×28	+	75～100

3.标准影像 为肱骨近端侧位像，投影于胸骨与胸椎之间，有肺纹理与肋骨影像相重叠；图像包括肩部和

肱骨中上端，显示被检侧肩关节骨质、关节面及周围软组织，肱骨长轴平行于探测器长轴；显示被检侧肱骨上端和肩关节的轴位影像，骨小梁、周围软组织清晰显示（图6-33）。

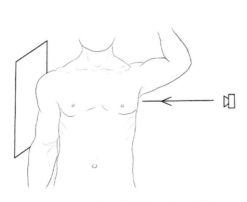 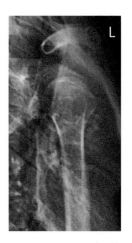

图6-32　肩关节穿胸位摄影体位
中心线对准被检侧肱骨外科颈垂直射入（箭头）

图6-33　肩关节穿胸位标准影像

十六、锁骨后前位

1.患者准备及体位　患者俯卧于摄影台上，头部转向对侧，被检侧锁骨紧贴探测器；手臂内转，肩部下垂，使肩部与胸锁关节相平，锁骨中心置于照射野中心。

2.照射范围　上界包括肩上部1.5～2cm，下界包括肱骨中段。中心线对准被检侧锁骨中点垂直射入探测器（图6-34）。摄影条件见表6-16。

表6-16　锁骨后前位摄影条件

体位	管电压（kV）	管电流（mAs）	SID（cm）	焦点	照射野（cm）	滤线栅	摄影距离（cm）
锁骨后前位	70±5	AEC	100	小	22×28	＋	75～100

3.标准影像　显示锁骨正位影像，肩锁关节及胸锁关节影像显示清晰（图6-35）。

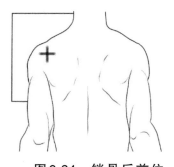

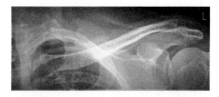

图6-34　锁骨后前位摄影体位
定位线（"十"字线）如图

图6-35　左侧锁骨后前位标准影像

十七、肩锁关节后前位

1.患者准备及体位　患者俯卧于摄影台，两臂下垂，两侧肩锁关节连接线对探测器水平中线，脊柱对准探测器的垂直中线；患者两手下垂，肩部下垂，锁骨成水平状。

2.照射范围　上界包括肩部上1.5～2cm，下界包括肩胛骨下角。中心线对准第3胸椎，垂直射入探测器（图6-36）。摄影条件见表6-17。

表6-17　肩锁关节后前位摄影条件

体位	管电压（kV）	管电流（mAs）	SID（cm）	焦点	照射野（cm）	滤线栅	摄影距离（cm）
肩锁关节后前位	70±5	AEC	100	小	18×12	+	75～100

3.标准影像　肩胛骨、锁骨及肩锁关节后前位影像（图6-37）。

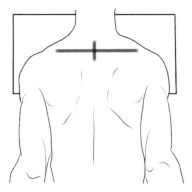

图6-36　肩锁关节后前位摄影体位

定位线（"十"字线）如图

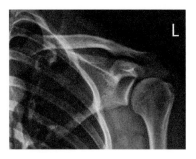

图6-37　肩锁关节后前位标准影像

（黄　霞）

第七章

下肢骨关节X线摄影检查

一、足正位

1.患者准备及体位　患者坐于或卧于摄影台上，被检侧膝关节弯曲，足底贴近摄影台面；对侧腿自然伸直，保持身体平稳。

2.照射范围　照射野和探测器上缘包括足趾，下缘包括足跟。中心线经第3跖骨基底部垂直射入探测器中心（图7-1）。摄影条件见表7-1。

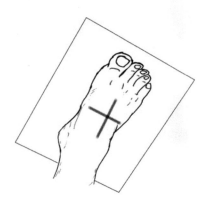

图7-1　足正位摄影体位

定位线（"十"字线）如图

表7-1　足正位摄影条件

体位	管电压（kV）	管电流（mAs）	SID（cm）	焦点	照射野（cm）	滤线栅	摄影距离（cm）
足正位	50±3	4～5	100	小	24×18	-	75～100

3.标准影像　图像包括趾骨、跖骨、骰骨、楔骨、足舟骨、距骨及跟骨部关节的正位影像；跗骨到趾骨骨远端密度适当；骨纹理清晰可见，跖趾关节较清晰（图7-2）。足部籽骨见图7-3。

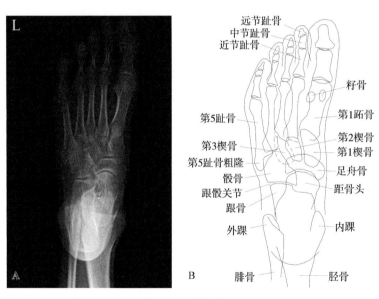

图7-2　足正位标准影像（A）及解剖（B）

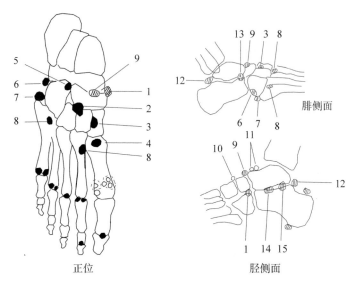

图7-3　足部籽骨

1.外胫骨；2.楔间骨；3.楔间骨；4.第1跖骨腓侧骨；5.第2跟骨；6.腓骨肌籽骨；7.维扎里骨；8.跗间骨；9.距舟背侧骨；10、11.距上骨；12.三角骨；13.第2跟骨；14.副距骨；15.载距骨

二、足内斜位

1.**患者准备及体位**　患者坐于或卧于摄影台上，被检侧膝部弯曲，足底内侧紧贴探测器，外侧抬高，使足底与探测器成30°～50°，对侧腿自然伸直，保持身体平稳。

2.**照射范围**　上缘包括足趾，下缘包括足跟。中心线经第3跖骨基底部垂直射入探测器中心（图7-4）。摄影条件见表7-2。

表 7-2　足内斜位摄影条件

体位	管电压（kV）	管电流（mAs）	SID（cm）	焦点	照射野（cm）	滤线栅	摄影距离（cm）
足内斜位	52±3	4～5	100	小	24×18	-	75～100

3. 标准影像　全足诸骨呈斜位，第 3、4 跖骨基底部位于图像正中，距下关节、楔舟关节及第 3、4 跗跖关节间隙显示清晰，全足骨密度基本均匀，骨纹理清晰（图7-5）。

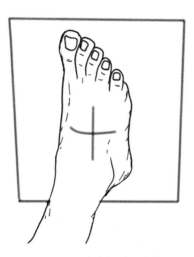

图 7-4　足内斜位摄影体位

定位线（"十"字线）如图

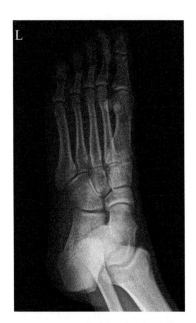

图 7-5　足内斜位标准影像

三、足外侧位

1.患者准备及体位　患者坐于摄影床上，被检下肢腓侧向下，以侧位姿势平置于摄影床上；足长轴与显示野长轴平行；足外侧紧贴床面，足底平面垂直床面；足部呈自然屈曲位置。

2.照射范围　照射野和探测器上缘包括足趾，下缘包括足跟。中心线经足中部垂直射入探测器中心。摄影条件见表7-3。

表7-3　足侧位摄影条件

体位	管电压（kV）	管电流（mAs）	SID（cm）	焦点	照射野（cm）	滤线栅	摄影距离（cm）
足侧位	52±3	4～5	100	小	24×18	-	75～100

3.标准影像　显示足部各骨的侧位影像，跟骨、距骨、足舟骨骨质清晰，足底和足背软组织影像显示良好。

四、跟骨侧位

1.患者准备及体位　患者侧卧位于摄影台上，被检侧下肢外侧缘贴近摄影台面，膝部弯曲；被检侧足外踝紧贴摄影台面，足底平面垂直于摄影台面；跟骨置于照射野中心。

2.照射范围　照射野和探测器包括整个跟骨。中心线对准内踝下2cm垂直射入探测器中心（图7-6）。摄影条件见表7-4。

表7-4　跟骨侧位摄影条件

表7-4　跟骨侧位摄影条件

体位	管电压（kV）	管电流（mAs）	SID（cm）	焦点	照射野（cm）	滤线栅	摄影距离（cm）
跟骨侧位	52±3	4～5	100	小	16×18	-	75～100

3.标准影像　图像包括踝关节及部分距骨，跟骨位于图像正中呈侧位显示；跟骰关节、距下关节及足部软组织影像显示良好（图7-7）。

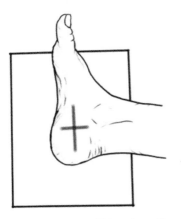

图7-6　跟骨侧位摄影体位
定位线（"十"字线）如图

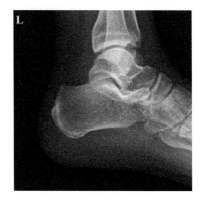

图7-7　跟骨侧位标准影像

五、跟骨轴位

1.患者准备及体位　患者仰卧或坐于摄影台上，对侧膝部弯曲；被检侧下肢伸直，足尖向上，足背极度背屈（可用布条牵拉足前部），踝关节置于探测器中心。

2.照射范围　照射野和探测器包括整个跟骨。中心线向头侧倾斜45°，经跟骨中心射入探测器中心（图7-8）。摄影条件见表7-5。

表7-5 跟骨轴位摄影条件

体位	管电压（kV）	管电流（mAs）	SID（cm）	焦点	照射野（cm）	滤线栅	摄影距离（cm）
跟骨轴位	60±3	5～7	100	小	12×18	-	75～100

3.标准影像 显示跟骨轴位影像，距下关节影像显示良好；骨小梁、周围软组织显示清晰（图7-9）。

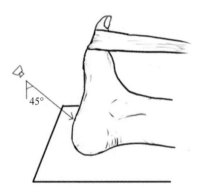

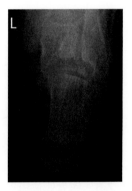

图7-8 跟骨轴位摄影体位
中心线向头侧倾斜45°（箭头）

图7-9 跟骨轴位标准影像

六、踝关节正位

1.患者准备及体位 患者仰卧或坐于摄影台上，健侧膝部弯曲；被检侧下肢伸直且稍内旋，足跟紧贴探测器，足矢状面与探测器垂直。

2.照射范围 照射野和探测器包括整个踝关节。中心线对准内、外踝连线上方1cm垂直射入探测器中心（图7-10）。摄影条件见表7-6。

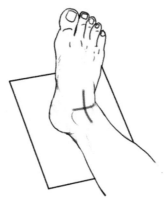

图7-10　踝关节正位摄影体位

定位线（"十"字线）如图

表7-6　踝关节正位摄影条件

体位	管电压（kV）	管电流（mAs）	SID（cm）	焦点	照射野（cm）	滤线栅	摄影距离（cm）
踝关节正位	55±3	4～5	100	小	24×18	－	75～100

3.标准影像　踝关节、胫骨、腓骨下段和距骨上部的正位影像，关节间隙显示清楚，踝关节软组织影像显示良好（图7-11）。

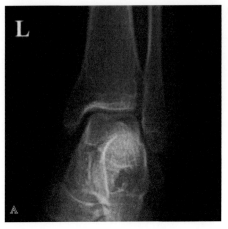

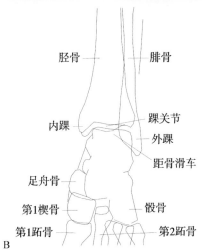

图7-11　踝关节正位标准影像（A）及解剖（B）

七、踝关节侧位

1.患者准备及体位　患者坐于或侧卧于摄影台上，被检侧下肢屈膝，外侧紧贴探测器，足跟放平，足矢状面与探测器平行，踝关节成侧位。

2.照射范围　照射野和探测器包括整个踝关节。中心线对准内踝上方1cm处垂直射入探测器（图7-12）。摄影条件见表7-7。

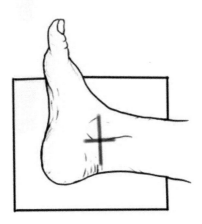

图7-12　踝关节侧位摄影体位

定位线（"十"字线）如图

表7-7　踝关节侧位摄影条件

体位	管电压（kV）	管电流（mAs）	SID（cm）	焦点	照射野（cm）	滤线栅	摄影距离（cm）
踝关节侧位	55±3	4～5	100	小	24×18	-	75～100

3.标准影像　显示踝关节的侧位影像，踝关节诸骨影像显示清晰，踝部软组织影像显示良好（图7-13）。

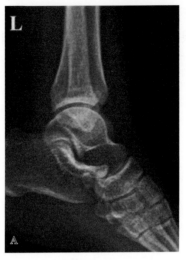

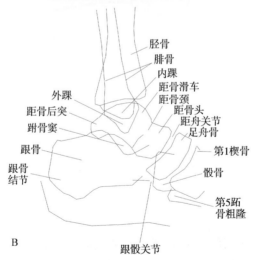

图7-13　踝关节侧位标准影像（A）及解剖（B）

八、胫腓骨正位

1.患者准备及体位　患者仰卧或坐于摄影台上，被检侧下肢伸直且稍内旋，足尖向上，被检侧小腿中点置于照射野中心。

2.照射范围　上缘包括膝关节，下缘包括踝关节；如病变局限于一端时，只包括邻近的一个关节。中心线经胫腓骨中点垂直射入探测器中（图7-14）。摄影条件见表7-8。

表7-8　胫腓骨正位摄影条件

体位	管电压（kV）	管电流（mAs）	SID（cm）	焦点	照射野（cm）	滤线栅	摄影距离（cm）
胫腓骨正位	60±3	5～6	100	小	43×22	-	75～100

3.标准影像　显示胫、腓骨及邻近关节的正位影像；上、下胫腓骨关节稍有重叠；软组织影像显示良好（图7-15）。

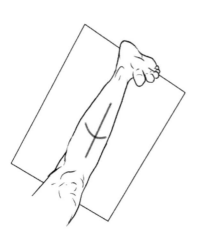

图7-14　胫腓骨正位摄影体位
定位线（"十"字线）如图

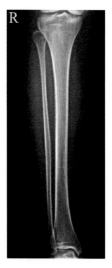

图7-15　胫腓骨正位标准影像

九、胫腓骨侧位

1.患者准备及体位　患者侧卧位于摄影台上，被检侧膝关节稍屈曲，小腿外缘贴近摄影台面，小腿长轴与探测器长轴一致。

2.照射范围　照射野和探测器上缘包括膝关节，下缘包括踝关节。中心线对准小腿中点垂直射入探测器中心（图7-16）。摄影条件见表7-9。

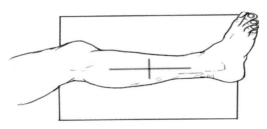

图7-16　胫腓骨侧位摄影体位

定位线（"十"字线）如图

表7-9　胫腓骨侧位摄影条件

体位	管电压（kV）	管电流（mAs）	SID（cm）	焦点	照射野（cm）	滤线栅	摄影距离（cm）
胫腓骨侧位	60±3	5～6	100	小	43×22	－	75～100

3.标准影像　显示胫骨、腓骨和邻近关节的侧位像；胫骨在前、腓骨在后平行排列，上胫腓关节重叠较少，下胫腓关节重叠较多；胫腓骨完整显示于图像正中，与探测器长轴平行排列并包括邻近一个关节；周围软组织和骨小梁显示清晰（图7-17）。

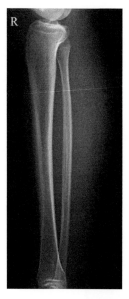

图7-17 胫腓骨侧位标准影像

（陈文华）

十、膝关节正位

1.患者准备及体位 患者仰卧或坐于摄影台上，下肢伸直，髌骨下缘对准探测器中心，小腿长轴与探测器长轴一致。

2.照射范围 上界包括股骨下端，下界包括胫腓骨上端。中心线对准髌骨下缘垂直射入探测器（图7-18）。摄影条件见表7-10。

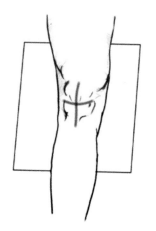

图7-18 膝关节正位摄影体位（卧位）

定位线（"十"字线）如图

表7-10　膝关节正位摄影条件

体位	管电压（kV）	管电流（mAs）	SID（cm）	焦点	照射野（cm）	滤线栅	摄影距离（cm）
膝关节正位	60±3	5～6	100	小	24×18	–	75～100

3.标准影像　图像包括股骨两髁、胫骨内外侧髁及腓骨小头，其关节面位于图像正中；腓骨小头与胫骨仅有少量重叠；膝关节诸骨纹理清晰可见，周围软组织层次可见；膝关节完整显示于图像正中，与图像长轴平行排列（图7-19）。

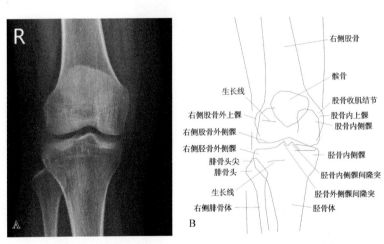

图7-19　膝关节正位标准影像（A）及解剖（B）

十一、膝关节侧位

1.患者准备及体位　患者侧卧于摄影台上，被检侧膝部外侧贴近台面，被检侧膝关节屈曲成120°～135°，髌骨下缘置于探测器中心，髌骨关节面与探测器垂直。

2.照射范围 上界包括股骨下端,下界包括胫腓骨上端。中心线向头侧倾斜5°～7°,经髌骨下缘与腘窝连线中前1/3交界点射入(图7-20)。摄影条件见表7-11。

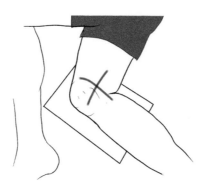

图7-20 膝关节侧位摄影体位

定位线("十"字线)如图

表7-11 膝关节侧位摄影条件

体位	管电压 (kV)	管电流 (mAs)	SID (cm)	焦点	照射野 (cm)	滤线栅	摄影距离 (cm)
膝关节侧位	60±3	5～6	100	小	24×18	–	75～100

3.标准影像 膝关节间隙位于图像正中,股骨内、外髁重叠良好;髌骨呈侧位显示,其与股骨间隙分离明确,关节面边界锐利,无双边;股骨与胫骨平台重叠极小;膝关节诸骨纹理清晰可见,周围软组织可以辨认(图7-21)。

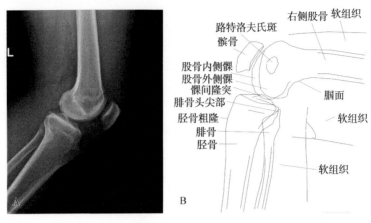

右侧股骨 软组织
路特洛夫氏斑
髌骨
股骨内侧髁
股骨外侧髁
髁间隆突
腓骨头尖部
胫骨粗隆
腓骨
胫骨
腘面
软组织
软组织
B

图7-21 膝关节侧位标准影像（A）及解剖（B）

十二、髌骨轴位

1.患者准备及体位 患者俯卧于摄影台上，被检侧膝部极度屈曲、内旋，足尖向上，使膝部矢状面与探测器平行；用手或布带拉住小腿，保持下肢稳定，髌骨置于探测器中心。

2.照射范围 上界包括股骨下缘，下界包括髌骨后缘。中心线经髌骨后缘，平行于股髌关节间隙射入。（图7-22）。摄影条件见表7-12。

表7-12 髌骨轴位摄影条件

体位	管电压（kV）	管电流（mAs）	SID（cm）	焦点	照射野（cm）	滤线栅	摄影距离（cm）
髌骨轴位	65±3	5~6	100	小	18×12	–	75~100

3.标准影像 清晰显示髌骨轴位，常用于观察髌骨是否有纵向骨折及髌骨关节面情况（图7-23）。

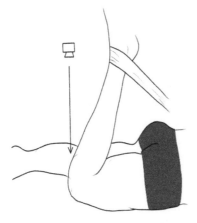

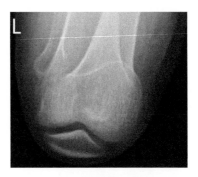

图7-22 髌骨轴位摄影体位

中心线射入方向（箭头）如图

图7-23 髌骨轴位标准影像

十三、股骨正位

1.患者准备及体位 患者仰卧于摄影台上，下肢伸直，足稍内旋，使两足趾内旋接触；股骨长轴与探测器中线一致。

2.照射范围 上界包括髋关节，下界包括膝关节。中心线经股骨中点垂直射入探测器（图7-24）。摄影条件见图7-13。

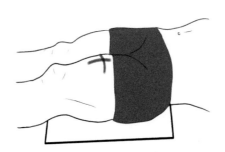

图7-24 股骨正位摄影体位

定位线（"十"字线）如图

表7-13   股骨正位摄影条件

体位	管电压（kV）	管电流（mAs）	SID（cm）	焦点	照射野（cm）	滤线栅	摄影距离（cm）
股骨正位	68±3	7~9	100	小	43×25	–	75~100

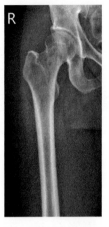

图7-25   股骨正位标准影像

3.标准影像   股骨呈正位显示于图像中央，股骨头、颈、体及髁部骨质、髋关节及膝关节，以及股部软组织形态、层次均显示清晰；股骨完整显示，并包括邻近一个关节；清晰显示股骨骨质、骨小梁和周围软组织（图7-25）。

十四、股骨侧位

1.患者准备及体位   患者侧卧于摄影台上，被检侧贴近台面；被检侧下肢伸直，膝关节稍弯曲，探测器置于股骨外侧缘的下方，股骨长轴与探测器长轴一致。

2.照射范围   上界包括髋关节，下界包括膝关节。中心线经被检侧股骨中点垂直射入探测器（图7-26）。摄影条件见表7-14。

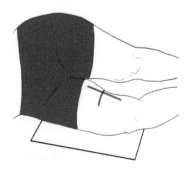

图7-26   股骨侧位摄影体位

定位线（"十"字线）如图

表7-14　股骨侧位摄影条件

体位	管电压（kV）	管电流（mAs）	SID（cm）	焦点	照射野（cm）	滤线栅	摄影距离（cm）
股骨侧位	68±3	7～9	100	小	43×25	-	75～100

3.标准影像　影像显示股骨头、颈、体及髁部，膑骨和膝关节骨质侧位像，髋关节侧位稍斜，膝部内、外髁不全部重叠，软组织阴影层次清晰；股骨完整显示于图像正中，并包括邻近一个关节；清晰显示股骨骨质、关节面、周围软组织影像和骨小梁（图7-27）。

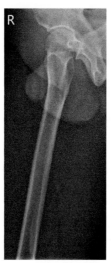

图7-27　股骨侧位标准影像

（刘　　鑫）

十五、髋关节正位

1.患者准备及体位　患者仰卧于摄影台上，被检侧髋关节置于台面中线；双下肢伸直且稍向内旋

15°～20°，足尖向上，使两趾接触；被检侧股骨颈（即髂前上棘与耻骨联合上缘连线中点向外下做垂线5cm处，或髂前上棘内侧3～5cm再向远端8～10cm处）对准探测器中心。

2.照射范围 上界包括部分髂骨翼，下界包括股骨近端1/3。中心线对准被检侧股骨颈垂直射入探测器（如同时摄取双侧髋关节前、后位影像时，摄影要点同骨盆正位）（图7-28）。摄影条件见表7-15。

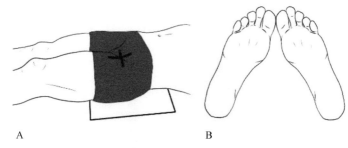

A   B

图7-28 髋关节正位摄影体位（A、B）

定位线（"十"字线）如图

表7-15 髋关节正位摄影条件

体位	管电压（kV）	管电流（mAs）	SID（cm）	焦点	照射野（cm）	滤线栅	摄影距离（cm）
髋关节正位	70±3	AEC	100	大	30×24	+	75～100

3.标准影像 图像包括髋关节、股骨近端1/3、同侧耻骨、坐骨及部分髂骨翼，且任何术后结构改变应全部显示；股骨头大体位于图像正中，或位于图像上1/3正中；大转子和股骨头、颈应全部显示，没有缩短；小转子在内侧缘不显示或在部分患者腿轻度内旋时仅显示其尖部；股骨颈及闭孔无投影变形，Shenton's线光滑锐

利，曲度正常；髋关节诸骨纹理清晰锐利，坐骨棘明显显示，周围软组织也可辨认（图7-29）。

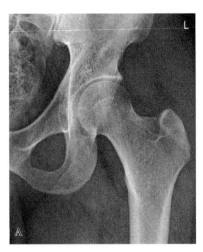

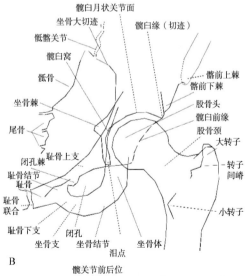

图7-29　髋关节正位标准影像（A）及解剖（B）

十六、髋关节水平侧位

1.患者准备及体位   患者仰卧于摄影台上或推床上，臀部垫高 3 ～ 5cm（尤其体型偏瘦患者，需要垫高臀部）；被检侧下肢伸直且稍向内旋 15° ～ 20°，足尖向上；对侧髋部与膝部屈曲成直角，抬高，并置于被检侧下肢上方（可让患者用手拉住并固定，或用支架支撑小腿来实现）；接受媒介（IP 板、IR 等）横向侧立置于被检侧髂嵴外上方，调节接受媒介使其与股骨颈平行（即与躯体正中矢状面约成 45°），将股骨颈置于探测器中心。

2.照射范围   上界包括髂前上棘上 1 ～ 2cm，下界包括股骨上 1/3。中心线呈水平投射，并向头侧倾斜，经被检侧大转子垂直股骨颈射入探测器中心（图 7-30）。摄影条件见表 7-16。

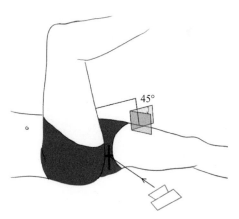

图 7-30   髋关节水平侧位摄影体位
中心线射入方向（箭头）如图

表7-16　髋关节水平侧位摄影条件

体位	管电压（kV）	管电流（mAs）	SID（cm）	焦点	照射野（cm）	滤线栅	摄影距离（cm）
髋关节水平侧位	80±3	AEC	100	大	30×24	+	75 ～ 100

3.标准影像　显示野范围包括髋关节（髋臼、股骨头和关节间隙）、坐骨支、耻骨支、股骨颈、股骨干近端和周围软组织；股骨长轴平形照射野长轴；髋关节位于显示野中央区域，呈侧位，耻骨支、坐骨支分别位于其前方和后方；股骨颈呈侧位影像，股骨头、股骨颈、股骨体约在一条线上，大、小转子与股骨体重叠，坐骨和耻骨与股骨颈、髋关节无重叠；对侧肢体与髋关节无重叠；髋关节诸骨纹理清晰显示，软组织显示良好（图7-31）。

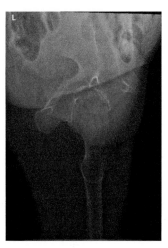

图7-31　髋关节水平侧位标准影像

十七、髋关节前后斜位

1.患者准备及体位 患者仰卧于摄影台上，然后向被检侧旋转45°，对侧髋关节屈曲外展，可由支架支撑固定此体位；被检侧髋关节外展45°、屈曲45°，膝关节弯曲，被检侧大腿外侧紧贴台面，股骨长轴与台面长轴约成45°；被检侧腹股沟中点置于台面正中线上，股骨大转子置于探测器中心。

2.照射范围 上界包括部分髂骨，下界包括股骨上1/3。中心线经被检侧腹股沟中点垂直射入探测器（图7-32）。摄影条件见表7-17。

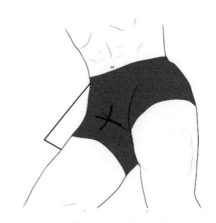

图7-32 髋关节前后斜位摄影体位

定位线（"十"字）如图

表7-17 髋关节前后斜位摄影条件

体位	管电压（kV）	管电流（mAs）	SID（cm）	焦点	照射野（cm）	滤线栅	摄影距离（cm）
髋关节前后斜位	75±3	AEC	100	大	30×24	+	75～100

3.标准影像　显示髋关节、髋臼斜位影像，以及股骨头、股骨颈、股骨近1/3段侧位影像；股骨颈处于显示野中心；骨质及关节间隙显示清晰（透过骨盆可看见髋臼及股骨头的骨皮质轮廓，股骨近端和骨盆骨皮质及骨小梁清晰可见）（图7-33）。

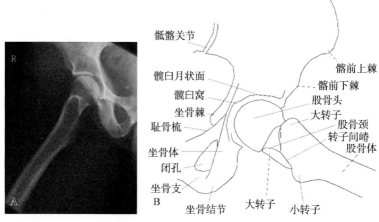

图7-33　髋关节前后斜位标准影像（A）及髋关节外展位（Lauenstein位）解剖（B）

十八、髋关节后前斜位

髋关节后前斜位，包括髂骨斜位与闭孔斜位，一般这两种体位都进行照射以进行对比。两种体位摄影条件见表7-18。

表7-18　髋关节后前斜位摄影条件

体位	管电压（kV）	管电流（mAs）	SID（cm）	焦点	照射野（cm）	滤线栅	摄影距离（cm）
髋关节后前斜位	75±3	AEC	100	小	25×30	＋	75～100

1.髂骨斜位

（1）患者准备及体位：患者俯卧于摄影台上，然后躯干向对侧旋转45°，被检侧抬高45°，用支架支撑固定此体位，使被检侧髋臼及股骨头位于探测器中心。

（2）照射范围：上界包括髂前上棘，下界包括股骨上1/3。中心线对准被检侧股骨头，向头侧偏转12°射入探测器（图7-34）。

（3）标准影像：显示野包括髂骨翼、髋关节、坐骨、股骨上1/3，髋臼处于照射野中心；髂骨翼清晰可见；髋臼前支和（髂骨与坐骨连接的地方）清晰显示，坐骨大小切迹可见；闭孔不可见或非常小；髋臼和股骨头区的骨皮质及骨小梁显示清晰（图7-35）。

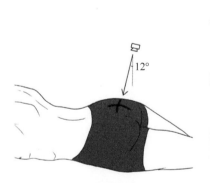
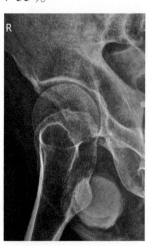

图7-34　髂骨斜位摄影体位
中心线向头侧倾斜12°（箭头）

图7-35　髂骨斜位标准影像

2.闭孔斜位

（1）患者准备及体位：患者仰卧于摄影台上，然后躯干向对侧旋转45°，被检侧抬高45°，用支架支撑固定此体位，使被检侧髋臼及股骨头位于探测器中心。

（2）照射范围：上界包括髂前上棘，下界包括股骨上1/3。中心线对准被检侧股骨头，向足侧偏转12°射入探测器（图7-36）。

（3）标准影像：显示野包括髂骨侧面、髋关节、坐骨、耻骨、股骨上1/3，髋臼处于照射野中心；髋臼后支和前髂耻柱清晰显示；闭孔非常大且清晰显示；髋臼和股骨头区的骨皮质及骨小梁显示清晰（图7-37）。

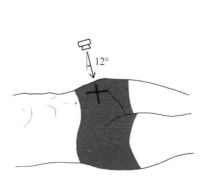

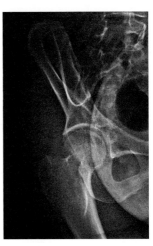

图7-36　闭孔斜位摄影体位
定位线（"十"字）和中心线射入方向（箭头）如图

图7-37　闭孔斜位标准影像

十九、双侧髋关节与股骨颈侧位

1.患者准备及体位　患者仰卧于摄影台上，人体正中线与台面正中线重合，正中矢状面与台面垂直；双侧髋关节与膝关节屈曲并外旋约60°（即双侧股骨与台面约成30°，成人股骨与台面约成75°），两足底相对、并拢，可使用支架支撑以固定此体位；两侧髂前上棘与台面等距（确保骨盆没有旋转），臀部紧贴台面；双侧股骨头连线中点对准探测器中心。

2.照射范围　上界包括髂前上棘，下界包括股骨上1/3。中心线经双侧股骨头连线中点垂直射入探测器（图7-38）。摄影条件见表7-19。

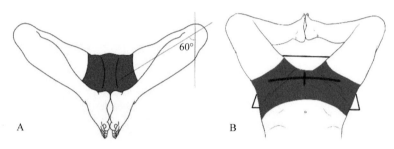

图7-38　双侧髋关节与股骨颈侧位摄影体位（A、B）

表7-19　双侧髋关节与股骨颈侧位摄影条件

体位	管电压（kV）	管电流（mAs）	SID（cm）	焦点	照射野（cm）	滤线栅	摄影距离（cm）
双侧髋关节与股骨颈侧位	60	18～25	100	小	30×38	＋	75～100

3.标准影像　显示野包括、髋关节、股骨近端及其部分软组织；骨盆纵轴平行照射野纵轴，骨盆两侧对称，即双侧、闭孔、股骨颈及大、小转子均对称显示，骨盆中心（耻骨联合上方约2.5cm处）在照射野中心；髋臼呈正位，股骨头、颈呈侧位，股骨颈与大转子有所重叠，小转子位于股骨内侧或下侧；股骨头关节面与髋

臼关节面最大接触，即两者关节面完全对合；股骨干长轴与髋臼关节面基本垂直；髋关节诸骨骨纹理清晰显示，软组织显示良好（图7-39）。

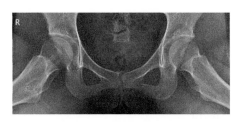

图7-39　双侧髋关节与股骨颈侧位标准影像

（李小梅）

第八章

乳腺 X 线摄影检查

一、患者准备

1.患者阅读检查须知，了解乳腺 X 线检查的过程及注意事项。

2.记录患者末次月经时间，告知检查最佳时间为月经的第 7 ～ 10 天。

3.检查前除去上衣及佩饰，充分暴露乳腺及腋窝；要保持乳腺及腋窝区域的清洁，皮肤上不能有外敷的药物及污渍。

二、乳腺 X 线摄影常规体位

1.乳腺头尾位（cranio caudal，CC） 患者面对摄影架站立，面部转向非检侧，乳腺置于摄影平台中央且处于切线位，技师充分托起被检侧乳腺下部向前拉伸，调节摄影平台高度到能够托起后乳腺下部折叠处，胸壁内侧紧贴摄影平台前缘，被检侧手臂下垂、外旋，非检侧的手向前抓住手柄。

（1）照射范围：包括全乳腺内、外侧皮肤。

（2）中心线：自被检侧乳腺的上方向下方投射（图8-1）。

（3）标准影像：包含乳腺的基底部，尽量显示部分胸肌前缘；头尾位与内外斜位摄影的乳头后线长度差≤1cm；充分显示乳腺实质后的脂肪组织；无皮肤皱褶；乳头位于切线位，不与纤维腺体组织重叠；双侧乳腺头尾位图像相对呈球形；影像层次分明，病灶显示清晰，能显示0.1mm细小钙化（图8-2）。

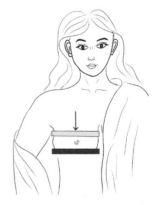

图8-1　乳腺头尾位摄影体位

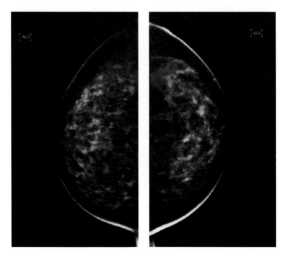

图8-2　乳腺头尾位标准影像

（4）注意事项：①告知患者乳腺压迫的重要性以取得配合，乳腺压迫要适度，使其扩展、变薄；②为了显示内侧乳腺组织，应将对侧乳腺放在摄影台的拐角上；③为了使乳腺上部组织显示，要托起乳腺将可动的下部组织向固定的上部组织移动；④避免患者颌面部、受检侧肩部及头发暴露于照射野中。

2.乳腺内外斜位（medio lateral olbigue，MLO）　患者面对摄影架站立，两足自然分开，转动支架使摄影平台与水平面成30°～60°，压迫、固定被检侧乳腺和同侧腋前皱襞（包括胸大肌外上部分），摄影平台与胸大肌平行，高度达到患者腋窝的上缘，摄影平台外上角置于被检侧腋窝内。

（1）照射范围：包括被检侧腋下软组织及乳腺下皮肤。

（2）中心线：自被检侧乳腺的内上向外下投射（图8-3）。

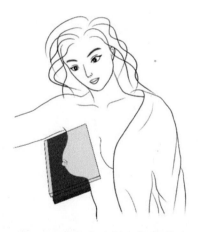

图8-3　乳腺内外斜位摄影体位

（3）标准影像：胸大肌充分显示，其下缘能延续到乳头后线或以下；乳腺下皱褶展开可辨；实质后部的脂肪组织充分显示；乳腺无下垂，乳头呈切线位显示；无皮肤皱褶；左、右乳腺影像背靠背对称放置呈菱形；影像层次分明，病灶显示清晰，能显示0.1mm细小钙化（图8-4）。

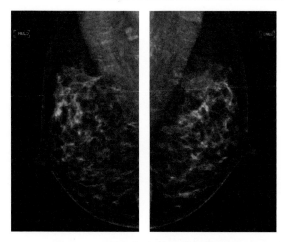

图8-4 乳腺内外斜位标准影像

（4）注意事项：①摆位时注意台面与胸大肌平行，应用可移动组织向固定组织运动的原理，采用向上、向外的操作手法，不使乳腺下垂，充分伸展乳腺，分离组织；②嘱患者抬头以免下颌影像造成干扰，非检侧乳腺对检查有影响时，让患者用手向外侧推压；③告知患者乳腺压迫的重要性以取得配合，压迫使乳腺充分扩展、伸开，但不要使患者感觉过度疼痛。

三、乳腺X线摄影辅助体位

1.乳腺点压放大摄影　有助于对常规乳腺图像中重叠或可疑微小病变的进一步观察，点压摄影通常结合放大摄影来提高乳腺细节的分辨率。压迫点的确定：对于可触及的肿块，可以在肿块局部选择适当的体位和适当形状、尺寸的压迫器直接压迫；对于不可触及的肿块，通过观察常规乳腺图像上病变与乳头、皮肤的具体位置，用手模拟加压，决定压迫点。

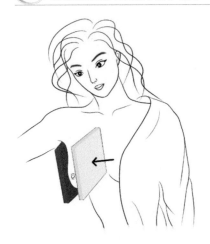

图8-5　乳腺内外侧位摄影体位

2.乳腺侧位摄影（包括内外侧位和外内侧位）

（1）内外侧位（mediallatero，ML）：X线管臂旋转90°，被检侧手臂抬高展开腋窝，摄影台拐角放在胸大肌后面腋窝凹陷的上方，外侧乳腺紧贴摄影台，被检侧上臂放在摄影台侧面，拉住扶手；采用向上、向下的操作手法，向前、向内牵拉乳腺组织和胸大肌，压迫板经胸骨压迫，乳头呈切线位。中心线自被检侧乳腺内侧摄入，外侧射出（图8-5）。

（2）外内侧位（lateromedial，LM）：X线管臂旋转90°，摄影台拐角平胸骨切迹；摄影平台的顶部在胸骨上切迹水平，患者胸骨紧贴摄影平台边缘，下颌前伸置于摄影台侧缘；被检侧手臂抬高，肘部弯曲拉住扶手；采用向上、向外的操作手法，向前、向内牵拉乳腺组织和胸大肌，压迫板经乳腺外侧压迫，乳头呈切线位。中心线自乳腺外侧摄入，内侧射出（图8-6）。

（3）注意事项：①需要充分伸展被检侧乳腺，分离组

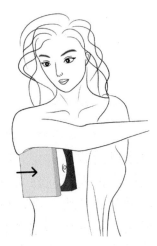

图8-6　乳腺外内侧位摄影体位

织，拨平乳腺下皮肤皱褶，使其不影响此部位乳腺的充分显示；②患者需抬高下颌，避免显示下颌影像，对侧的手将对侧的乳腺拨离照射范围。

3.乳腺尾头位摄影（from below，FB）　是对乳腺上部病变使用的摄影方法，对于驼背的患者，能最大限度地显示出乳腺组织；尾头位与常规头尾位（CC位）患者的体位相同，X线投射位置相反，摄影台在上，X线机头在下。中心线自乳腺下方射入，上方射出（图8-7）。

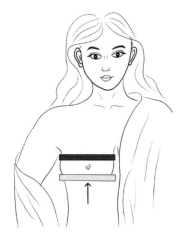

图8-7　乳腺尾头位摄影体位

4.乳腺乳沟位摄影（cleavage，CV）　摄影体位与常规头尾位（CC位）相同，双侧乳腺放置于摄影平台上，向前拉伸双侧乳腺的所有内侧组织，以便于乳腺内侧后方病变的显示。

（1）中心线：X线从头侧射向尾侧，中心为双侧乳腺内侧乳沟区（图8-8）。

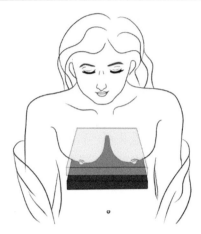

图8-8　乳腺乳沟位摄影体位

（2）注意事项：如果探测器位于乳沟开放位置下方，必须使用手动曝光技术；如能将被检侧乳腺放置在探测器上方，乳沟轻微偏离中心，则可以使用自动曝光技术。

5.乳腺扩展头尾位（exaggerated cranio caudal，XCCL）

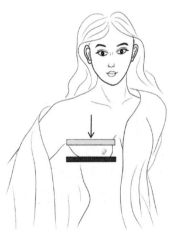

是常规头尾位（CC位）的补充摄影，能显示乳腺外侧深部的病变，或有假体者推移假体往后，分段显示假体前方的乳腺组织。摄影体位基本与CC位相同，使乳腺外侧置于摄影台上（图8-9）。

6.乳腺腋尾位（axillary tail，AT）　可以显示乳腺外侧和腋窝的病变，摄影体位与常规MLO位基本相同，

图8-9　乳腺扩展头尾位摄影体位

调整机架，使摄影平台与腋尾平行，向外牵拉腋尾与胸壁分离，紧贴摄影台，进行压迫（图8-10）。

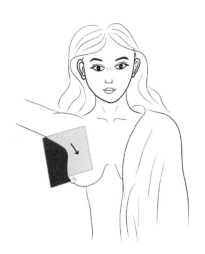

图8-10　乳腺腋尾位摄影体位

7.乳腺切线位摄影（tangential，TAN）可以显示常规乳腺图像中与腺体组织重叠而模糊不清的钙化、肿块等。通过旋转摄影台和转动患者，使中心线与需要进一步查看的肿块呈切线位（图8-11）。

8.假体植入后的乳腺X线摄影（implant displaced，ID）除常规头尾位和内外斜位外，还要进行将假体从照射野排除的MLO位和CC

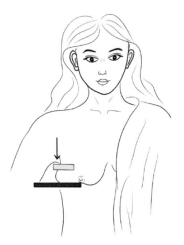

图8-11　乳腺切线位摄影体位

位摄影（图8-12）。

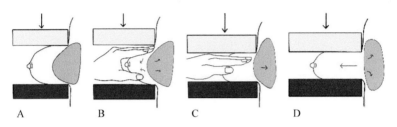

A   B   C   D

图8-12　假体植入后的乳腺X线摄影

排除植入假体、保留腺体组织的摆位步骤

A、B.标准摄影，含有植入假体；C、D.排出假体，显示腺体

（李彩霞）

第九章

造 影 检 查

一、食管造影

1.适应证　①吞咽不适及吞咽困难；②门静脉高压症；③食管异物及炎症；④食管肿瘤；⑤观察食管周围病变与食管的关系。

2.禁忌证　无绝对禁忌证，但静脉曲张大出血后做造影检查时应慎重。

3.造影前准备　一般不需要患者做任何准备。

4.对比剂　应根据不同目的和要求，以及患者吞咽困难的程度调成不同浓度的钡剂。有食管-气管瘘者应选用碘化油或碘水。

5.造影方法　食管造影前应行常规胸部透视，了解胸部一般情况，然后在透视下转动患者，观察食管通路中有无异常阴影。颈段食管取正、侧位检查，胸腹段食管则用左及右前斜位进行观察。患者立于诊断床前，口服钡剂，钡剂通过食管的同时转动患者，从不同体位进行透视，于病变暴露最清楚的位置摄取点片或常规摄取左前斜位及右前斜位片。食管造影摄片见图9-1。

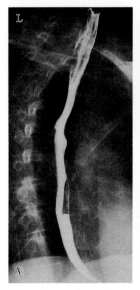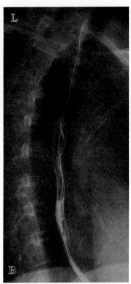

图9-1　食管造影

A.充盈像；B.黏膜像

二、胃十二指肠造影

1.适应证　①先天性胃肠道异常者；②对任何有上腹部症状如上消化道出血、疼痛、恶心、呕吐等欲明确原因者；③上腹部肿块，欲确定与胃肠道的关系；④胃、十二指肠手术后的复查。

2.禁忌证　①上消化道穿孔；②急性胃肠道出血，一般于出血停止后两周，大便隐血试验阴性后方可进行；③肠梗阻。

3.造影前准备　①检查前6～12小时禁饮、禁食；②有胃潴留者先抽出胃液；③检查前2～3天不服用重金属药物，如铋、钙、铁、碘等。

4.对比剂　对比剂为硫酸钡制剂，浓度为80%～

250%的混悬液，加入少量胶粉做混悬剂，用量为100～200ml。

5.造影方法 造影前先做胸腹透视，观察有无消化道穿孔、肠梗阻及阳性结石；然后口服钡剂，进行胃及十二指肠透视，主要观察胃及十二指肠形态及黏膜，暴露病变后及时摄片。

（1）摄取胃黏膜像时，患者仰卧于检查台上，口服对比剂15～30ml，在多种体位下转动患者数次，并借助手法或机械臂按压胃窦及体部，使对比剂涂布在黏膜上，然后进行摄片，即可显示全胃的黏膜像。

（2）摄取胃充盈像时，患者口服钡剂200ml左右，取立位以充盈胃窦及体部。正位片显示胃大弯及胃小弯两侧边缘；左前及右前斜位片显示胃体及胃窦侧前壁及侧后壁；在站立侧位片上，则暴露胃前、后壁。对胃底部充盈像，应在仰卧位时摄正位片及左侧卧位时摄侧位片方能显示。

（3）十二指肠的检查，一般在胃检查结束后进行，为避免与胃窦重叠，多采取站立右前斜位观察。在检查胃的过程中，若十二指肠球部充盈，应随时进行检查；若胃检查结束后十二指肠球部仍不充盈，可借助于蠕动波达幽门前区时局部加压把钡剂挤进球部，然后按球部、球后、降部、水平部和十二指肠空肠曲的顺序逐段检查，待大部分钡剂排出则可摄取黏膜像。胃及十二指肠造影摄片见图9-2。

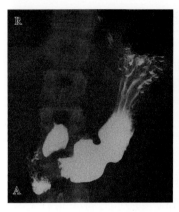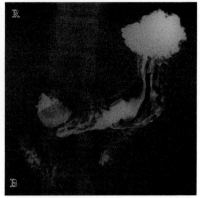

图9-2 胃十二指肠造影

A.站立位；B.仰卧位

三、小肠造影

小肠包括十二指肠、空肠和回肠。十二指肠属于上消化道检查范围，小肠检查主要是指空肠和回肠。

1.适应证 疑有空肠、回肠及回盲部病变者均可进行检查，小肠插管检查适用于肠梗阻患者。

2.禁忌证 ①消化道穿孔、大出血及肠坏死；②十二指肠球部溃疡患者禁做插管检查。

3.造影前准备 造影前禁饮、禁食6～12小时。

4.对比剂 对比剂为硫酸钡制剂，钡水重量比为1:1，加少量阿拉伯胶制成混悬液。疑有小肠梗阻者可用碘水。

5.造影方法

（1）钡剂造影：在常规的胃肠钡剂检查过程中，食管、胃、十二指肠的检查进行完毕以后，每隔30分钟即可对小肠的解剖和功能情况进行检查，直到钡剂完全通过小肠为止。

（2）小肠插管造影：检查前30分钟给患者少量镇静药。将带有金属头的十二指肠引流管插入胃内，患者取仰卧或右侧卧位，透视下将导管头端经幽门送至十二指肠空肠曲。把1000ml钡剂放入灌肠桶内，加温至37℃，然后经十二指肠引流管徐徐注入空肠，与此同时，观察各段小肠情况，发现病变部位即摄取点片。无病变的小肠，钡剂一般15～30分钟到达回盲部。小肠造影摄片见图9-3。

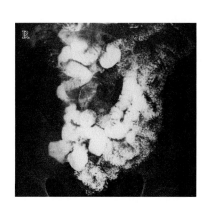

图9-3 小肠造影

四、经内镜逆行胆胰管成像（ERCP）

1.适应证 ①顽固性黄疸，经其他检查诊断不明者；②胰腺良、恶性肿瘤和囊肿及慢性胰腺炎；③胆管结石、肿瘤、蛔虫及良性狭窄；④肝癌；⑤胃和十二指肠外在性压迫或侵犯需查明原因者。

2.禁忌证 ①急性胰腺炎或慢性胰腺炎急性发作；②病毒性肝炎；③急性胆系感染；④胃、十二指肠内镜禁忌证；⑤全身情况差，不能耐受检查。

3.造影前准备 ①上消化道内镜检查必须空腹，在ERCP前应禁饮、禁食、禁烟6～8小时；②对于需要行十二指肠乳头切开的患者，应提前1周停用抗血小板药及抗凝药物，术前检测血小板和凝血指标。

4.对比剂　对比剂为无菌水溶性碘溶液。

5.造影方法

（1）检查前30分钟皮下注射阿托品0.5mg，咽部喷2%利多卡因。

（2）患者左侧卧位，将内镜自口腔沿咽后壁顺势缓慢插入，内镜到达十二指肠降部后，按顺时针方向旋转镜身90°～120°，寻找十二指肠乳头，乳头一般位于距中切牙75～80cm的深度，大多位于十二指肠降部中间的后左侧壁，呈淡红色椭圆形隆起。

（3）调整镜头使十二指肠乳头位于视野中心，然后静脉注射山莨菪碱10mg，减少十二指肠的蠕动和分泌，以利于插管。看清十二指肠乳头开口后插入导管，在透视观察下确定导管的位置，插入导管的深度为5～10mm，过深常只能显示胆总管和胰管两者中的一个管腔，过浅易于滑出。

（4）插管成功后，经导管尾端连接20ml注射器，轻缓地注入经过加温（36～37℃）的碘对比剂。一般情况下，充盈胰管需要2～5ml，充盈胆管则需要10～20ml。注入药物时可调整患者体位，借助对比剂的重力作用使胰胆管充盈；注射速度以每分钟注入1ml为宜，压力和剂量不应太大。一般先做胰管造影，然后再做胆管造影。为使胰管全部充盈，患者可先取左侧卧位，后改为俯卧位及仰卧位；取头低臀高位，使上段胆管及肝左、右管分支充盈；胆总管下段用仰卧位或立位有利于充盈。胰胆管充盈后，即摄充盈像，满意后拔出内镜，然后再摄片观察与内镜重叠的部分，特别是壶腹部。若怀疑有梗阻，需要摄15分钟、30分钟及60分钟影像片，观察对比剂排空情况。ERCP摄片见图9-4。

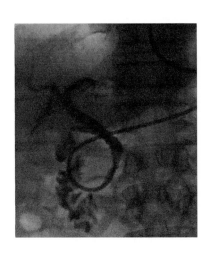

图9-4　ERCP

五、结肠钡灌肠造影

1.适应证　①结肠良、恶性肿瘤及炎症、结核；②肠扭转、肠套叠的诊断，以及早期肠套叠的灌肠整复；③观察盆腔病变与结肠的关系。

2.禁忌证　除结肠破裂外，无绝对禁忌证。

3.造影前准备　主要是清除结肠内容物。①检查前1天晚8时冲服番泻叶5～10g；②钡剂灌肠前1小时给患者做清洁灌肠，清除结肠内粪便；③禁用刺激肠蠕动的药物；④备好灌肠用具及对比剂，老年人及幼儿宜用双腔气囊管（Foley管）。

4.对比剂　对比剂为硫酸钡制剂，一般配成钡水比1∶4的溶液，用量为800～1000ml，加10～20g阿拉伯胶增加钡剂黏度，防止快速沉淀。

5.造影方法　将灌肠桶置于摄影台上方约100cm处，患者侧卧，肛管用甘油滑润后插入肛门，然后嘱患者仰卧，透视下缓慢注入37℃的钡剂。若重点观察直肠，在钡剂充盈直肠后即摄取直肠正、侧位片。继续注入钡剂，逆行充盈乙状结肠、降结肠、结肠左曲、横结肠、结肠右曲和升结肠，直至充盈全部结肠回盲部。在灌注结肠过程中，应使患者变换体位、做深呼吸及扪压相应部位，以利于钡剂通过。结肠充盈后摄充盈像，嘱患者排便后再摄结肠黏膜像。

六、上消化道气钡双重对比造影

气钡双重对比造影是指在消化道造影过程中同时引入气体和硫酸钡，可以清楚的显示消化管的轮廓、黏膜皱襞的细微结构，能够提高胃肠道疾病的检出率。

1.适应证　①胃肠道起源于黏膜的病变（良、恶性肿瘤及溃疡、炎症）；②起源于黏膜下的病变（主要是间质性良、恶性肿瘤）；③单独对比造影发现可疑病变而难以定性者；④临床怀疑有肿瘤而常规造影又无阳性发现者；⑤胃镜检查发现早期肿瘤病变者。

2.禁忌证　①低张药物禁忌证；②胃肠道穿孔、急性胃肠道出血；③患者体质衰弱，难以接受检查者，一般不宜检查，如病情需要，可在严密观察下进行。

3.造影前准备　①禁饮、禁食6～12小时；②空腹胃潴留液多者，应用胃管将液体抽出或取右侧卧位引流；③检查前2～3天不服用重金属药物，如铋、钙、铁、碘等。

4.对比剂　应选择颗粒具有高度杂异性（大小不均、形态各异）的胃肠道专用双重对比造影剂——硫酸钡。

5.造影方法

（1）对于没有禁忌证的患者于检查前3～5分钟给予低张药物，一般肌内注射山莨菪碱，用量为10～20mg。检查前常规做胸腹部透视，除外胃肠道穿孔及肠梗阻等并发症。患者口服产气粉3～5g，用10ml温开水送服，约可产气300ml，使胃腔有适当的充胀。随即口服双重对比造影专用硫酸钡混悬液150ml左右，最后含一满口（40～50ml）于口中，站立于检查台前，嘱患者将口含钡剂一次咽下后分别于左、右前斜位透视观察食管充盈像及双重对比像并摄片；将检查台转至水平位，请患者在台上由左向右翻滚转动2～3周，然后正位仰卧，使钡剂在胃表面形成良好涂布。按照全面无遗漏的原则，在透视下改变患者体位，使钡液在腔内流动，使器官的各部分依次成为双重对比区，并适时摄片。

（2）常规检查体位

①立位右前斜位及左前斜位，观察食管。

②仰卧正位观察胃体、胃窦双重对比像。

③仰卧右前斜位观察胃幽门前区双重对比像。

④仰卧左前斜位观察胃体上部及胃底双重对比像。

⑤仰卧右后斜位观察贲门正面像。

⑥俯卧右后斜位观察胃窦前壁双重对比像，必要时可使台面倾斜至头低足高，并借助棉垫垫压，效果更好。

⑦俯卧左后斜位观察胃体与胃窦充盈像和十二指肠充盈像。

⑧仰卧右前斜位观察十二指肠双重对比像。

⑨立位观察胃窦及十二指肠球充盈加压像。患者恢

复立位，使胃体下部、胃窦部与十二指肠充盈钡剂，然后依次压迫十二指肠球部、胃幽门前区及胃窦等处，如近身检查操作时，检查者可用传统手法"推"与"压"同时进行，效果更好。

⑩立位胃充盈像。患者取立位后，再加服浓度较低（60%～80%）的钡剂150ml，此时胃体、胃窦及十二指肠呈充盈像，胃底部呈立位双重对比像，部分小肠也可显示，应在透视下转动体位，以充分显示胃角切迹及十二指肠曲。以上步骤约需要15次曝光，一般选择12幅图像。

七、双重对比剂钡灌肠造影

1.适应证　用以检查肠内的微小病变，对息肉、溃疡或肿瘤的显示更有价值，鉴别肠管局限性狭窄的性质。

2.禁忌证　结肠破裂、穿孔或坏死。

3.造影前准备　检查前3天内进少渣或无渣饮食；检查前1天服用轻泻药。检查当日晨空腹；检查当日做清洁灌肠1～2次，清除结肠内粪便，若患者已多次腹泻可不再做清洁灌肠。

4.对比剂　为双重对比造影用硫酸钡制剂，用量取决于结肠的长短，成人一般为150～250ml。

5.造影方法

（1）肌内注射山莨菪碱：患者取俯卧头低位或侧卧位，将带有气囊的双腔导管经患者肛门插入，透视下缓慢向结肠内注入37℃的钡剂，根据具体情况可嘱患者调整体位，便于钡剂流入。在透视监控下，待钡剂流过横结肠左区达到横结肠中段时则停止灌肠，换上注气囊，经导管向肠腔内缓慢注入空气，推进钡剂向前到达结肠右曲、升结肠至盲肠。若注气量已稍多，而钡剂仍未达盲肠，可嘱患者深呼吸或用手按压腹部，使钡剂充盈全部结肠。注气量不宜过多，一般为850～1000ml，以结肠均匀扩张为宜。最后让患者翻转体位，使钡剂均匀涂布于肠壁上，形成双重对比影像。

（2）摄片位置：采取分段摄片，一般在俯卧头低位倾斜20°～30°观察直肠、部分乙状结肠、盲肠及升结肠、降结肠的下段；仰卧足侧向下倾斜60°～90°观察升结肠、降结肠上段；仰卧位观察横结肠和部分乙状结肠；右前斜位可显示结肠右曲；左前斜位显示结肠左曲。可根据病变的具体情况采取体位以及倾斜角度进行摄影。双重对比剂钡灌肠摄片见图9-5。

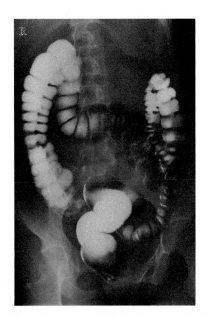

图9-5　结肠双重对比剂钡灌肠造影

八、静脉尿路造影

1.适应证　①肾、输尿管疾病，如结核、肿瘤、畸形和积水；②证实尿路结石的部位，了解有无阴性结石；③原因不明的血尿和脓尿；④尿道狭窄不能插入导管或做膀胱镜检查者；⑤了解腹膜后包块与泌尿系的关系或用于肾血管性高血压的筛选检查。

2.禁忌证　①碘过敏、全身情况衰竭、急性传染病或高热；②急性泌尿系炎症及严重血尿、肾绞痛，以及妊娠期及产褥期；③急性髓系白血病有严重蛋白尿时，脱水可能使过多的蛋白沉积在肾小管而导致梗阻；④严重的甲状腺功能亢进。

3.造影前准备　造影前2～3天不吃易产气和多渣食物，禁服铋剂、碘剂、含钙或重金属的药物等；检查前日晚服轻泻药，清除肠内积气和粪便；检查前12小时内禁食、禁水；造影前行腹部透视，如腹内仍有较多气体，可注射垂体加压素0.5ml，加速腹内积气排除；造影前嘱患者排尿，使膀胱空虚，并摄尿路X线片作对照。

4.对比剂　常用的有碘对比剂。成人用量一般为20ml；老年人肾血流量减少，可酌情增大剂量；儿童因不能压迫输尿管，剂量可偏大。

5.造影方法　①患者仰卧于检查台正中，置两个椭圆形压迫器于脐两旁，对应于输尿管经过处，压阻两侧输尿管通路，气囊压力最高不得超过患者的动脉压。腹部不宜加压时，骨盆抬高10°～15°。②经肘前静脉快速注入对比剂，1分钟内注完。③注射完毕后5～7分钟摄第1幅图像，即刻冲洗胶片，以观察摄影位置、条件，以及肾盂、肾盏显影情况；15分钟摄第2幅图像，30分钟摄第3幅图像。如一侧肾盂、肾盏显影不佳，应延长摄影时间；肾盂积水按常规时间摄片不显影时，可在数小时后再摄影。④如双侧肾盂、肾盏显影满意，除去压迫器，则输尿管和膀胱充盈，并摄全尿路图像。静脉尿路造影见图9-6。

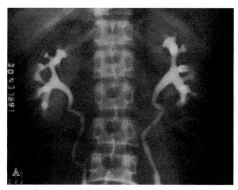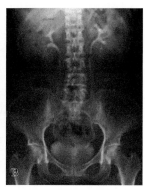

图9-6 静脉尿路造影

A.双肾影像；B.全尿路影像

（1）改良法静脉肾盂造影（intravenous pyelogram，IVP）：采用双倍剂量的对比剂，不加压迫，取头低足高位（15°～20°）摄影。患者无压迫之苦，且能达到诊断要求。成人对比剂剂量为每次40ml，儿童用量酌减。本法既可减轻患者痛苦又节约造影时间，对于年老体弱、腹部有包块、肾盂积水、腹主动脉瘤及腹部手术后不久的患者尤为适宜，对儿童也较易接受且效果良好。

（2）大剂量静脉滴注肾盂造影：是在短时间内迅速静脉滴注大剂量稀释的对比剂，使血液内对比剂浓度迅速提高，同时肾脏排尿量大为增加，超过了输尿管的下泻量，从而使肾实质及全部尿路显影满意。这种方法大多数是在常规静脉法显示不满意时采用，对显示全尿路有特殊价值，既可观察肾实质及肾脏分泌功能，还可了解泌尿系的腔内情况及运动功能。剂量按 2ml/kg，加上等量 5% 葡萄糖溶液或生理盐水做静脉滴注，一般在几分钟内滴完，对比剂在肾实质内可持续 30 分钟。不需要压迫输尿管，取头低足高位 10° ～ 15°。当对比剂总量达 18g 以上时，短时间内注入血液中的对比剂浓度迅速提高，使肾盂、肾盏及肾实质满意显影。在静脉滴注开始后的 10 分钟、20 分钟、30 分钟，分别摄全尿路图像。肾功能减弱或衰竭者，可根据显影情况延迟摄影。

九、逆行肾盂造影

1. 适应证　①不适宜做静脉肾盂造影者，如心、肝、肾功能异常；②静脉法不显影或显影不满意的肾、输尿管疾患，如严重的肾结核、肾积水及先天性多囊肾等；③了解肾、输尿管与邻近器官的关系，观察有无受累。

2. 禁忌证　①尿道狭窄或前列腺增生不能做膀胱镜检查者；②急性下尿路感染及出血；③严重的心血管疾病。

3. 造影前准备　同 IVP，但不禁水，一般无须做碘过敏试验。

4. 对比剂　为稀释为 30% 非离子型碘对比剂。

5. 造影方法　①在膀胱镜观察下，由泌尿科医师将导管插入输尿管，透视下观察导管位置，导管头一般在肾盂下方一个椎体为宜。②透视下缓慢注入对比剂，每侧肾盂注入 7 ～ 10ml，在 15 秒内注完。③待肾盂、肾盏充盈满意后立即摄影。如需观察肾盂、肾盏的排空，可在注入对比剂后 2 分钟再摄影，必要时可加摄侧位和斜位图像。④若观察肾盂、输尿管交界处，必须先把导管回抽至输尿管上1/3处，然后注入对比剂并摄影。每次摄片可根据显影情况酌情增减对比剂的量。

对肾盂积水病例，造影的目的仅在于了解梗阻病变的位置和性质，切忌在扩大的肾盂内再注入大量对比剂，否则会因肾脏内的压力突然增加，导致完全梗阻或并发感染。当输尿管狭窄导管不能通过时，即在该处注入少量较浓对比剂，行侧位、斜位透视及摄影。逆行肾盂造影见图9-7。

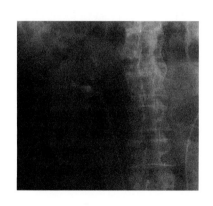

图9-7　逆行肾盂造影

十、尿道造影（多用于检查男性尿道）

1.适应证　①尿道狭窄、结石、肿瘤、瘘管及尿道周围脓肿；②前列腺增生、肿瘤及炎症；③先天性尿道畸形，如后尿道瓣膜、双尿道及尿道憩室；④尿道外伤后了解尿道的损伤部位及范围。

2.禁忌证　急性尿道炎、阴茎头局部炎症及尿道外伤出血等。

3.造影前准备　检查前嘱患者自行排尿；有过敏史备好导尿管、对比剂及消毒用具等。

4.对比剂　多采用稀释为10%左右的碘对比剂。为减少对比剂对尿道的刺激，造影前可在尿道内注入少量麻醉药。

5.造影方法　逆行尿道造影自尿道外口注入对比剂，利用外括约肌的作用，使前尿道充盈，用于检查尿道旁憩室或脓腔。由于对比剂易于进入膀胱，故对后尿道和膀胱颈部病变难以满意显示。在透视下用导管徐徐注入对比剂，在剩余5ml时，于继续推注中摄片；或转动患者选好体位，于注射的同时摄片。若摄取后尿道及膀胱颈部片，嘱患者做排尿动作，使外括约肌松弛，则后尿道显影清晰，最后再摄全尿道及膀胱底部斜位片。排泄性尿道造影是借助膀胱内对比剂（或通过导管注入）在患者排尿时摄片，使整个尿道显影，此法可弥补逆行造影的不足，但必须得到患者的合作。尿道造影摄片见图9-8。

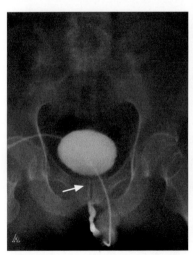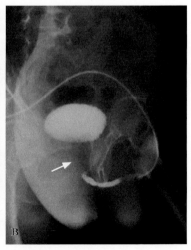

图9-8　尿道造影（后尿道显影不良）

A.前后位；B.斜位

常规尿道造影，后尿道（箭头）显影不良

十一、膀胱造影

1.适应证　①膀胱器质性病变，如肿瘤、结石、炎症、憩室及先天性畸形；②膀胱功能性病变，如神经性膀胱、尿失禁及输尿管反流；③膀胱外在性压迫，如前置胎盘、盆腔内肿瘤、前列腺疾病、输尿管囊肿等。

2.禁忌证　①尿道严重狭窄；②膀胱大出血；③膀胱及尿道急性感染等。

3.造影前准备　清洁灌肠，清除肠内积粪，减少因肠管胀大压迫而造成的膀胱变形，并摄膀胱X线片。让患者尽力排空尿液或腹部加压使残余尿排尽，排尿困难者应插管导尿。

4.对比剂　为10%～15%碘对比剂，加温至体温温度。

5.造影方法

（1）静脉造影法：利用静脉尿路造影充盈膀胱若不够满意，则大剂量静脉造影可充盈良好，此法适用于尿道狭窄而不能行尿道插管者。

（2）逆行造影法：此方法最常用。患者仰卧于摄影台上，消毒后将导管插入膀胱，导管进入膀胱内即有尿液流出，压迫膀胱区并放尽尿液。透视下缓慢注入对比剂，至患者膀胱区有胀感时为止。膀胱充盈满意后，转动体位全面观察，然后摄前后位及左、右斜位片，必要时可加摄侧位或俯卧位片。冲洗照片认为满意后，让患者排出对比剂并再摄1张片，以观察膀胱内对比剂滞留情况。

（3）双重对比造影法：先注入碘对比剂30～50ml，转动患者体位，使对比剂弥散涂布于膀胱壁上，然后再注入空气250～300ml，患者有尿意感时，即摄前后位、后前位及斜位片。膀胱造影摄片见图9-9。

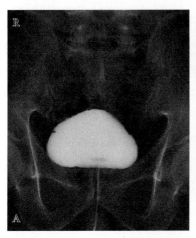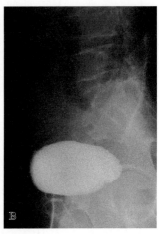

图9-9　膀胱造影

A.前后位；B.斜位

十二、子宫输卵管造影

1.适应证　①诊断不孕症，检查输卵管是否通畅，并可确定阻塞部位，可使轻度阻塞的输卵管扩张畅通；②子宫病变，如炎症、结核及肿瘤；③子宫输卵管畸形及子宫位置或形态异常；④各种绝育措施后观察输卵管情况；⑤输卵管积水与较小卵巢囊肿的鉴别。

2.禁忌证　①生殖器官急性炎症；②子宫出血、经前期和月经期；③妊娠期、分娩后63个月内和刮宫术后1个月之内；④子宫恶性肿瘤；⑤碘过敏者。

3.造影前准备　阴道检查取分泌物做涂片，确定有无感染；月经停止后7～10天进行，不宜在排卵期实行；造影前1天晚服用轻泻药，或行清洁灌肠，清除肠内积粪和积气；术前排空大小便，清洁外阴部及尿道；对于神经紧张的患者可给予镇静药。

4.对比剂 碘对比剂用量为10ml；缺点为刺激性较大，可导致严重腹痛，且流动快，不便摄片。

5.造影方法 患者仰卧于摄影台上，先透视观察盆腔情况，然后两膝弯曲、分开，阴道口消毒。用双齿钳夹住子宫颈上唇，用探子测量子宫腔深度，以免穿破子宫，再将导管插入子宫颈内，用橡皮塞顶住，使注射对比剂时不致于外溢。对比剂须加温至体温，以免注入后引起子宫输卵管痉挛造成闭塞假象。注射器抽对比剂时，其中不可残留空气，否则可形成假性充盈缺损，致误诊为子宫肿瘤。在透视监控下缓慢注入对比剂，压力不应过大，否则容易引起刺激胀痛，甚至可发生子宫黏膜破裂或阻塞的输卵管破裂等现象。一般在子宫输卵管充盈后即停止注射，摄取第1张照片；注入碘对比剂10～20分钟后再摄取第2张照片，观察腹腔内有无游离对比剂，以确定输卵管是否畅通。若透视下见子宫充盈后输卵管仍不显影时，可能因痉挛引起，所以，摄片后须稍等片刻再行透视，需要时也应摄片。

（黄建彬 刘宝儿）

第十章

特殊摄影检查

一、双能量减影技术

1.原理　诊断性X线摄片所使用的是低能X线束，在穿行人体的过程中，主要发生光电效应和康普顿效应。光电吸收效应的强度与人体组织的原子量有关，像骨骼、钙、碘造影剂等高密度物质主要是发生光电效应；康普顿散射效应则与组织密度有关，而与原子量无关，主要产生于软组织。光电效应在不同能量的X线束衰减轻度变化中反应明显，而康普顿效应的强度在很大范围内与入射X线的能量无关。双能量减影摄片是利用骨与软组织能量衰减方式不同，用计算机对二者的衰减数据做有选择的去除，从而获得分别体现各自化学成分的组织特性图像，即单纯的软组织像和单纯的骨像。

2.摄片方法　DR双能量减影技术是对人体进行两次不同能量的曝光，管电压分别为60～80 kVp、110～150 kVp，利用平板探测器的量子俘获效率和能量分离效率高、动态范围大、数字图像处理速度快的优势，在极短时间屏气状态下快速得到两幅图像，将其进行图像减影，同时生成软组织密度像、骨密度像和普通影像共3幅图像。

3.应用　双能量减影的主要优势体现在以下几方面。

（1）提高检出钙化的敏感性和准确性：目前随着对肺部小结节病灶的关注，有钙化的结节在双能量减影的骨像上有影像，而在软组织像上信号有所消失。

（2）提高肺结节的检出率：由于去除了胸廓的影响，检出率较X线胸片有所提高。

（3）提高少量气胸及肋骨隐匿性骨折检出率：减影后的骨像能充分观察到骨皮质和骨小梁是否完整、连续和有无缺损等，同时能有效去除肋骨、锁骨、肩胛骨阴影的遮挡，提高了少量气胸的检出率。

（4）对气管、支气管的解剖变异，以及在肺血管疾病的诊断上也能发挥作用。

（刘　艳）

二、组织均衡技术

1.原理　DR组织均衡技术是将DR图像分解成不同密度区域的图像进行数字化处理，然后再将分别处理的图像进行加权整合，得到一幅层次丰富的图像，使整个视野内不同密度的组织均能得到良好显示。DR成像具有较大的曝光条件、取值范围和较高的量子检测力，获得的图像层次丰富。但人眼所能分辨的影像灰阶有限，在同一曝光区域，若要观察低密度组织，则势必丢失高密度组织间的灰度差异；反之，若要观察高密度组织，则必然损失低密度组织间的灰度差异。对于密度差和（或）厚度差较大的成像区域，常规的DR摄影会出现曝光不足或曝光过度的现象。DR组织均衡技术可以针对上述现象，利用后处理软件将厚度大、密度高的区域与薄组织、低密度区域分割开，分别赋予各自的灰阶值，使得厚、薄和高、低密度组织的部位均形成对比良好的图像，然后叠加在一起经计算机特殊重组处理得到新的数据，产生一幅组织均衡图像，使高密度组织与低密度组织在一幅图像上同时显示出来。最后得到的图像层次丰富，在增加图像信息量的同时，不损失图像的对比度。

2.应用 DR组织均衡技术在临床上主要用于成像区域密度差较大的部位，如颈胸段椎体、胸腰段椎体、股骨颈侧位和跟骨轴位摄影等（图10-1，图10-2），从而改善图像黑白不均、无法观察阅读的现象，得到满意的图像效果。

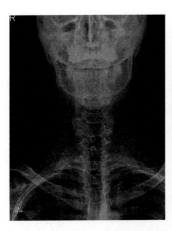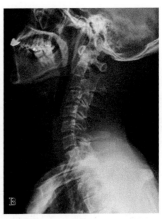

图10-1 颈椎正侧位（组织均衡技术）

A.正位片；B.侧位片

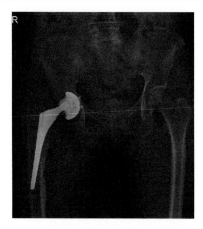

图10-2 髋关节正位（组织均衡技术）

（王君玲）

三、数字断层融合技术

1.原理 在预设的融合体层曝光程序控制下，X线管组件在X线管长轴方向上始终对准平板探测器中心，以设定的照射角范围做直线运动，并顺序依次曝光，平板探测器固定或同步反向移动，快速采集数据。移动和叠加采集的图像，通过调整层厚、层间距和重叠百分比，任何设定高度的一个物体的断层图像均可以被重建出来（图10-3）。

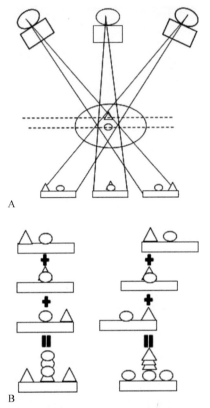

图10-3　断层摄影（A）及图像融合（B）

2.应用　断层融合能一次性获得人体连续的多层数字图像，避免了普通放射学检查由于组织结构重叠所导致的低敏感性和低特异性等缺点，并且有较好的深度定位能力，在胸部、乳腺、骨骼及小关节等影像学检查中具有独特效果。

（刘　艳）

四、图像拼接技术

1.原理　图像拼接技术是DR在自动控制程序模式

下，一次性采集不同位置的多幅图像，然后由计算机进行拼接，合成为大幅面X线图像。拼接用图像的采集方式有以下两种。

（1）探测器移动、X线管倾斜法：图像采集过程中，探测器沿患者身体长轴移动2～5次，X线管位置固定，根据探测器位置倾斜一定角度连续曝光2～5次，计算机随即将2～5次曝光所采集到的多组数据进行重建和"自动无缝拼接"，形成一幅整体图像。该方法的主要特点是为减小X线锥形光束产生的图像畸变，X线管组件在多次曝光时，分别设定了不同的倾斜角，即X线管组件与探测器采用的非平行摄影技术，能在图像的拼合过程中有效消除视差造成的图像失真及匹配错位现象。图像拼合时采用精确配准技术，其特点如下：①准确配准两幅图像的拼接位置，解决了重叠部分的几何畸变；②正确配准图像拼接处像素密度分布，使整幅图像表现出连续均匀的对比度；③自动量化分析数据；④具备组织均衡、降噪、最优窗宽和窗位、对比度与亮度一致性、骨科整形计算测量软件等处理功能，保证了高质量的图像输出。

（2）X线管和探测器平行移动法：X线管组件垂直上下移动，DR探测器跟随着X线管组件实现同步移动，分次脉冲曝光采集后自动拼接的方法。具体采集过程为：首先确定第1幅X线摄影区域位置，曝光后，X线管组件和探测器沿患者身体长轴移动到第2幅区域位置，进行第2次曝光，直到完成多次曝光，计算机随即将每次曝光所采集到的多组数据进行图像重建和"自动无缝拼接"，形成一幅整体图像。该方法的主要特点是：①中心线与探测器在曝光时始终保持垂直，为减小X线锥形光束产生的图像畸变，X线管组件采用长条形视野，摄影长度控制在5～10cm，从而减小了斜射线的投影；②根据摄影面积确定摄影次数，可选最大摄影长度为198cm；③X线管组件和探测器同步平移分次曝光，每次图像有轻度重叠，以便计算机定位和图像配准；④具备组织均衡处理、降噪、最优窗宽、对比度和亮度一致性等功能，保证了高质量的图像输出。

2.应用　图像拼接技术的临床意义是一次检查能完成大幅面、无重叠、无拼缝、最小几何变形、密度均匀的数字化X线图像，如骨科、矫形科等需要对人体的大范围结构做整体性显示，精准测量全脊柱、全肢体的解剖结构改变，特别是对脊柱侧凸及前后凸（图10-4，图10-5）。

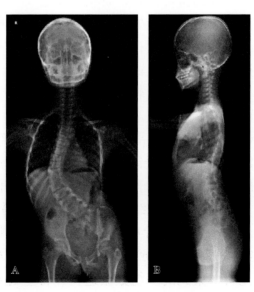

图10-4　全脊柱拼接正位（A）及侧位（B）

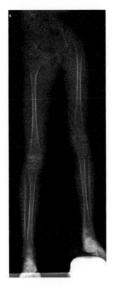

图10-5 双下肢拼接正位

（王君玲）